Mohamed Islam Kediha

Cognição e esclerose múltipla: diagnóstico e tratamento

Mohamed Islam Kediha

Cognição e esclerose múltipla: diagnóstico e tratamento

ScienciaScripts

Imprint

Cover image: www.ingimage.com

This book is a translation from the original published under ISBN 978-620-6-72100-0.

Publisher:
Sciencia Scripts
is a trademark of
Dodo Books Indian Ocean Ltd. and OmniScriptum S.R.L publishing group

120 High Road, East Finchley, London, N2 9ED, United Kingdom
Str. Armeneasca 28/1, office 1, Chisinau MD-2012, Republic of Moldova, Europe
Printed at: see last page
ISBN: 978-620-8-08387-8

PREÂMBULO

Desde as primeiras descrições da esclerose múltipla, na segunda metade do século XIX, os critérios de diagnóstico, os meios de diagnóstico e o tratamento sofreram alterações. e as potencialidades terapêuticas nunca deixaram de evoluir.

As perturbações cognitivas desta doença cada vez mais frequente, que durante muito tempo foram erradamente consideradas como sinais secundários e até por vezes descritas como sinais invisíveis, suscitaram um grande interesse e foram objeto de numerosos estudos nos últimos anos.

Na evolução atual da prática neurológica e da gestão dos pacientes com esclerose múltipla, numerosos testes neuropsicológicos foram validados e apresentados aos pacientes, permitindo aos neurologistas uma melhor compreensão das suas perturbações cognitivas.

Este livro fornece ilustrações claras e aprofundadas das principais formas de deficiência cognitiva na esclerose múltipla.

Do ponto de vista do diagnóstico, o autor apresenta, através de uma série de estudos de casos, as principais caraterísticas destas perturbações, nomeadamente em doentes argelinos, bem como alguns aspectos invulgares deste tipo de lesões cerebrais.

Os neurologistas deverão encontrar nele um interesse definitivo para a sua prática quotidiana.

Professora Lamia Ali Pacha

ÍNDICE

INTRODUÇÃO

A esclerose múltipla (EM) é a doença desmielinizante mais comum do sistema nervoso central (SNC) e a principal causa de incapacidade neurológica em adultos jovens. É considerada uma das doenças neurológicas adquiridas mais comuns nos jovens, com projectos para toda a vida. Desenvolve-se de forma crónica, e o quadro clínico pode incluir vários sintomas e sinais neurológicos, que reflectem a distribuição das várias lesões de desmielinização observadas. Os clínicos sempre se concentraram nos aspectos físicos da doença. No entanto, muitos sinais não motores, tais como perturbações dos genito-esfíncteres, fadiga, ansiedade, síndrome depressivo, perturbações psiquiátricas e perturbações cognitivas são muito comuns. da doença. [1]. Estes sintomas raramente são relatados pelos doentes, uma vez que são frequentemente ocultados ou mesmo abafados por outros sintomas físicos. De acordo com dois estudos franceses [2,3], 40-65% dos doentes sofrem de perturbações cognitivas; estes são os 1ers estudos que levantaram a possibilidade de estas perturbações serem, em última análise, manifestações clínicas frequentes da EM. Esta situação vai resultar numa fonte de isolamento, levando a uma espécie de duplo castigo, tanto motor como cognitivo, descrito como uma "doença mental". "cadeira de rodas mental". Estas perturbações afectam a vida quotidiana dos doentes, com um impacto negativo na sua qualidade de vida (QdV) [4].

Desde o início dos anos 80, a utilização de testes neuropsicológicos na EM tornou-se uma rotina, assim como o advento da ressonância magnética (RM). Estes dois factores melhoraram muito a nossa compreensão do défice cognitivo na EM [4]. Perante o recente interesse renovado por estes sinais e as queixas cada vez mais frequentes dos doentes às clínicas especializadas, os clínicos encontram-se numa posição difícil para responder às necessidades dos seus doentes. O rastreio destas perturbações é, por isso, importante e os neurologistas devem investir na sua avaliação para poderem oferecer um tratamento adequado.

O défice cognitivo (IC) pode ser observado em todas as fases da EM, particularmente nos casos mais graves, como as síndromes clinicamente isoladas (CIS) e as síndromes radiologicamente isoladas (RIS) [6]. Este facto realça a importância da deteção precoce destas perturbações com ferramentas psico-cognitivas adaptadas [7].

A velocidade de processamento da informação (IPT) e a memória de trabalho são as áreas onde o cérebro está mais ativo. problemas cognitivos mais frequentemente afectados [8]. Podem ser utilizados vários instrumentos de avaliação para avaliar o défice cognitivo nas pessoas com EM. Uma bateria curta e reprodutível específica para a EM foi proposta em 1989 e validada em francês em 2004 com o nome de Batterie Courte d'évaluation des fonctions cognitives (BCCog-SEP) [9,10]. Esta foi a primeira bateria de testes neuropsicológicos validada para a EM.diferentes baterias posteriormente validadas na sua exploração. É de salientar que muitos argumentos sublinham a importância desta avaliação neuropsicológica. As perturbações pode estar associada a depressão, desemprego, redução da interação social, incapacidade de conduzir e deterioração da qualidade de vida. [11, 12].

A deteção precoce das perturbações cognitivas e o acompanhamento da sua evolução permitem propor programas de intervenção neuropsicológica e terapias psicológicas. [13, 14].
Além disso, a forma como a doença é retratada e a sua evolução imprevisível podem ter um impacto significativo na qualidade de vida dos doentes. O impacto na projeção futura e o enfraquecimento da autoestima e da autoconfiança, que conduzem à ansiedade e à depressão. A ansiedade e a depressão são sintomas de comuns na EM que devem ser tidos em conta. Além disso, a presença de problemas cognitivos pode ser considerada como um fator de prognóstico a longo prazo, tendo uma implicação na a escolha de tratamentos modificadores da doença e permitindo uma avaliação fiável da pontuação funcional EDSS (Expanded Disability Status Scale) na monitorização da incapacidade. [15, 16].

Entre as disfunções cognitivas observadas nas pessoas com EM, foi referido que estas afectam não só as funções percetivo-motoras, mas também a linguagem, a memória e a memória de trabalho, a atenção sustentada, a velocidade de processamento da informação e as funções executivas, mas também a cognição social (CS) [17].

A cognição social engloba as operações mentais subjacentes às interações entre as pessoas, incluindo a capacidade de perceber, interpretar e reagir aos acontecimentos sociais, às intenções, às disposições e aos comportamentos dos outros. Esta definição permite integrar funções cognitivas mais amplas, como a memória, a atenção e as funções do cérebro. funções executivas, que são geralmente afectadas por perturbações cognitivas [18]. Um capítulo será consagrado a este assunto no presente livro.

EPIDEMIOLOGIA

Foram realizados muito poucos estudos utilizando amostras não selecionadas de doentes recrutados consecutivamente na população em geral, para avaliar a eficácia do tratamento. frequência real do défice cognitivo. O estudo de Rao et al [2] utilizou uma bateria muito grande, composta por 31 pontuações, em 100 doentes com esclerose múltipla recrutados na população em geral, em comparação com 100 controlos saudáveis. Quarenta e três por cento dos doentes com esclerose múltipla apresentaram resultados anormais em, pelo menos, 4 testes, afectando principalmente a memória de curto prazo, a atenção sustentada, a fluência verbal e o raciocínio. Com base nestes dados, Rao et al [2] propuseram uma bateria de rastreio breve (20 a 30 minutos para ser completada) composta por 4 testes. Um outro estudo, realizado por McIntosh Michaelis et al [19], constatou que 46% dos doentes de uma amostra de 147 apresentavam problemas cognitivos. Estes problemas cognitivos são sintomas frequentes ou frequentemente relatados pelos doentes com EM, com uma prevalência de cerca de 50 a 60%. Estas perturbações têm um impacto na qualidade geral da vida social [20].

Os défices cognitivos podem surgir nas fases iniciais da doença, mesmo na ausência de outras manifestações neurológicas. Este facto foi demonstrado num estudo

Kediha et al [21]. [er]Neste estudo, foi avaliado o desempenho cognitivo de um grupo de doentes que apresentavam um evento desmielinizante ou uma SIC, e foram identificados os principais domínios que seriam mais afectados numa fase inicial desta doença. Os dados dos doentes foram comparados com os de um grupo de controlo com as mesmas caraterísticas epidemiológicas, no âmbito de um estudo caso-controlo. Os resultados globais mostraram que o défice cognitivo era frequente no grupo CIS desta série, afectando principalmente a velocidade de processamento da informação VTI (84,6%), seguida da memória visuoespacial (69,2%), da memória atencional e de trabalho (53,8%), depois da linguagem (38,4%) e, por fim, das funções executivas (30,7%). Ver figura 1.

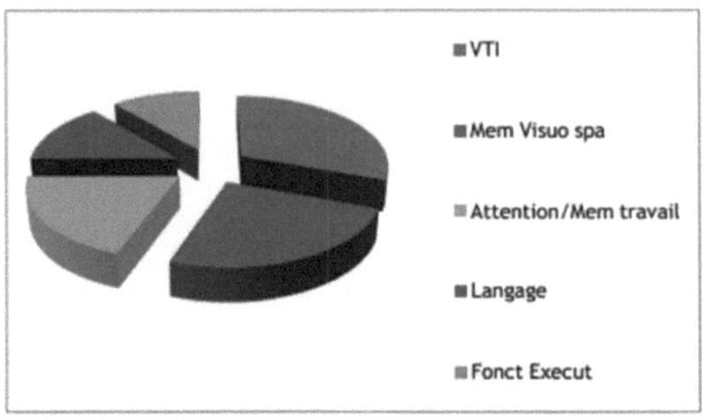

VTI: vitesse de traitement de l'information. Mem: mémoire. Visuo spa: visuo spatiale. Fonct Execut: fonction exécutive.

Figura 1: Principais funções cognitivas afectadas em doentes com síndrome clinicamente isolada (Kediha et al. 2020)[21].

Uma descrição e diagnóstico precisos dos TCs nas fases iniciais da EM é de grande importância, pois pode determinar a eficácia do tratamento. potenciais medidas preventivas, mas também pode ser um preditor de progressão futura da doença [26], mas também de mau resultado clínico, e por isso devem ser considerados como marcadores de formas agressivas desta patologia [22].

As áreas cognitivas mais frequentemente afectadas são :
- A velocidade de processamento da informação
- Perturbações da atenção
- Memória de trabalho,
- Memória visual-espacial
- Funções executivas [23, 24].

Há uma predominância de perturbações disexecutivas nas formas progressivas e um perfil amnésico nas formas remitentes [25].
Para além disso, a TC pode preceder o aparecimento de outros sintomas de EM em mais de um ano [26].
O tratamento precoce destes doentes pode ajudar a melhorar a sua qualidade de vida e até reduzir a taxa de desemprego, que é frequentemente observada neste grupo de doentes [27, 28].

Uma coorte holandesa de 234 doentes contra 60 indivíduos de controlo, com um seguimento de 5 anos, mostrou que 28% destes doentes desenvolveram um défice cognitivo. Este défice era claramente predominante nas formas progressivas [31].

No que diz respeito aos domínios cognitivos afectados durante as fases iniciais da doença, é de salientar o seguinte

Parece que as VTI e as funções executivas são afectadas em primeiro lugar, seguidas das perturbações da memória e depois das perturbações da atenção [21, 29]. Os domínios corticais (praxias e gnosias) são geralmente poupados, mesmo nas fases avançadas da doença.
doença [30, 31].

A disfunção executiva está associada a uma incapacidade de resolver problemas e a um fraco planeamento de tarefas. Frequentemente, o doente tem dificuldade em iniciar uma ação e atingir um objetivo, ou em gerir as transições para completar a tarefa. A
a concentração prolongada é reduzida e a realização de múltiplas tarefas é geralmente afetada. A

O processamento visual e espacial é afetado, com problemas de orientação e navegação. A capacidade de percecionar novas informações é reduzida, assim como a capacidade de aprender, compreender e utilizar as informações.
por isso, muitas vezes é necessário ouvir informações repetidas. Além disso, a fluência das palavras é afetada e o discurso é incoerente. [32]

No entanto, a fadiga e a depressão devem ser tidas em conta durante a avaliação, uma vez que representam as comorbilidades mais comuns na EM e são frequentemente factores de confusão com o impacto negativo na cognição. A fadiga é frequentemente confundida com o défice cognitivo. É descrita subjetivamente como um cansaço geral e falta de energia. de energia, o que implica uma redução da capacidade de realizar uma tarefa a longo prazo. A depressão afecta quase metade dos doentes com EM, e os doentes clinicamente deprimidos têm frequentemente problemas de memória de trabalho ou dificuldade em planear e realizar tarefas. [33 ; 26].

Embora o comprometimento da função cognitiva ocorra em várias doenças e distúrbios neurológicos, as síndromes clínicas, o grau de disfunção e a incapacidade resultante dependem do envolvimento de diferentes estruturas cerebrais (corticais ou subcorticais), da extensão das lesões neuronais ou do número de áreas afectadas, bem como da reserva cognitiva e do desempenho anteriores do doente. No caso da EM, sendo uma doença heterogénea, todas as caraterísticas acima referidas tornam ainda mais difícil o estudo da cognição como uma manifestação única da doença. Apesar dos avanços no conhecimento sobre a base neural da função cognitiva na EM, permanecem grandes incertezas sobre o que se designa por "cognição normal" e, consequentemente, sobre a avaliação da disfunção cognitiva, geralmente definida como um desempenho abaixo de um limiar escolhido num certo número de domínios cognitivos, avaliado num teste neuropsicológico específico (por exemplo, 1,5 a 2 desvios-tipo abaixo da pontuação Z normal para um ou mais domínios cognitivos). Nestas baterias, as pontuações são geralmente expressas como "intacto/preservado" ou "comprometido" [29], e os estudos prevalecentes diferem geralmente nas suas definições de comprometimento cognitivo [34, 35]. A EM é geralmente diagnosticada durante o período mais produtivo da vida de um doente, e os anos de emprego e o comprometimento cognitivo implicam um impacto grave no comportamento do doente, no seu funcionamento social, nas estratégias de enfrentamento e em limitações funcionais profundas que afectam as actividades da vida diária e o emprego. Um vasto estudo transversal efectuado em nove países europeus mostrou que apenas 35,8% dos doentes com esclerose múltipla estavam empregados. O mau humor e as perturbações cognitivas que afectam áreas como a memória, a atenção e o abrandamento da velocidade de processamento da informação foram referidos como determinantes frequentes das dificuldades relacionadas com o emprego, mas apenas as perturbações da memória de trabalho foram responsáveis por taxas de desemprego mais elevadas [36]. O emprego proporciona uma melhor qualidade de vida, independência, participação social, reafirmação pessoal e profissional, sentido de pertença e sentimento de pertença. Por conseguinte, a preservação da cognição deve ser uma prioridade, numa altura em que os tratamentos altamente activos reduzem as recaídas e as novas lesões, e em que se abrem novos horizontes para evitar a acumulação da doença de Alzheimer.incapacidade física graças aos novos tratamentos modificadores da doença. Por último, as perturbações cognitivas não afectam apenas os doentes, mas também as suas relações com as famílias, sendo muitas vezes fonte de um fardo mais pesado para os prestadores de cuidados [37]. Mickens et al. estudaram o efeito mediador nas relações entre as deficiências da EM (neurológicas, cognitivas, comportamentais, emocionais e funcionais), as necessidades não satisfeitas da família (domésticas, financeiras, sociais, de apoio e de informação sobre saúde) e a saúde mental do prestador de cuidados (satisfação com a vida, ansiedade, fardo e depressão). Sugeriram que a investigação de intervenção sobre os prestadores de cuidados aos doentes poderia considerar o enfoque nos problemas de saúde mental dos prestadores de cuidados, indo ao encontro das suas necessidades e ensinando-os a gerir as deficiências da pessoa com EM [38].

HIPÓTESES FISIOPATOLÓGICAS

Os TC na EM parecem estar a tornar-se uma manifestação clínica frequente, mas a sua fisiopatologia permanece incompletamente compreendida. Parece que as lesões da substância branca e da substância cinzenta, bem como a disfunção sináptica, desempenham um papel importante. Consequentemente, a medição de certos biomarcadores no líquido cefalorraquidiano (LCR) e o estudo da sua associação com a TC podem fornecer provas in vivo interessantes que podem explicar os mecanismos que levam ao desenvolvimento destas perturbações. que estão na base da TC [39]. Por conseguinte, a identificação de um biomarcador com bom poder de diagnóstico e prognóstico seria de grande importância para a monitorização e prevenção do défice cognitivo em doentes com EM. Alguns estudos propuseram a medição dos níveis de proteína B amiloide (AB 42) no LCR (associada ao declínio cognitivo na doença de Alzheimer), combinada com a plasticidade sináptica no cérebro, que é uma medida da reserva cognitiva nos seres humanos [40]. No entanto, alguns deles parecem estar estreitamente correlacionados com a TC na EM (ver figura 2) [39]. Biomarcadores de lesão axonal: Embora a TC na EM não esteja exclusivamente relacionada com lesões subcorticais, o envolvimento da substância branca continua a ser um fator importante e predominante [41]. O biomarcador mais estudado que reflecte as lesões axonais em várias doenças neurotransmissoras são os neurofilamentos de cadeia leve (NFCL) [42]. As alterações nos níveis de NFCL estão diretamente relacionadas com a lesão axonal inflamatória em curso observada na EM. É interessante notar a contribuição do dano axonal para os défices cognitivos associados à doença. A sua taxa é significativamente mais elevada em pessoas com MT [43].

Biomarcadores relacionados com o metabolismo dos amilóides :

As lesões amilóides cerebrais são uma caraterística histopatológica bem conhecida da doença de Alzheimer e também se encontram noutras doenças neurodegenerativas [44]. Encontram-se níveis baixos de proteínas AB42 no LCR de doentes com EM com CTs e estão correlacionados com o risco de as desenvolver durante o curso da doença [45].

Biomarcadores associados à síntese de Ig intratecal:

As bandas oligoclonais (OCB) são atualmente o único biomarcador clinicamente definido para a EM. No entanto, não são muito específicas, uma vez que podem ser encontradas num número muito reduzido de doentes com EM. variedade de doenças neuroinflamatórias [46]. Estes BOCs podem refletir a gravidade da doença e estar correlacionados com um pior desempenho cognitivo. Foi recentemente demonstrado que os doentes com EM com um BOC positivo apresentam mais frequentemente um défice cognitivo em comparação com a população em geral [47].

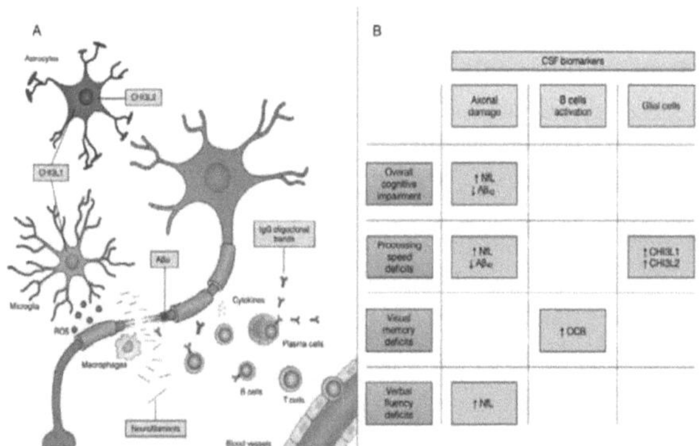

Figura 2: Biomarcadores do LCR na esclerose múltipla: explicações fisiopatológicas e associação com perturbações cognitivas. [39]

Além disso, podem ser tidos em conta outros factores na fisiopatologia do défice cognitivo na EM. O papel recentemente identificado dos plexos coróides (PCs) na fisiopatologia da EM é cada vez mais reconhecido. A inflamação crónica, que é acompanhada por um maior número e volume de lesões paramagnéticas da borda (LPR) e pela hipertrofia do PC, pode contribuir para o défice cognitivo na EM, para além da atrofia da massa cinzenta. A contribuição da hipertrofia da PC na explicação da fadiga confirma a importância dos processos imunitários na determinação desta manifestação, independentemente da gravidade da doença. A hipertrofia da PRL e da CP pode contribuir para a fisiopatologia do défice cognitivo e da fadiga na EM. Podem representar alvos terapêuticos clinicamente relevantes para limitar o impacto destas manifestações clínicas na EM. [48].

Estudos recentes de RMN demonstraram que mecanismos complexos podem explicar parcialmente a disfunção cognitiva na EM [49, 50, 51]. Estes incluem uma "síndrome de desconexão" causada pela acumulação de lesões focais e anomalias microestruturais dos tecidos nas vias da substância branca (WM) relacionadas com a cognição, o desenvolvimento de lesões focais e difusas em regiões estratégicas da substância cinzenta (GM) e a presença de anomalias funcionais na rede cerebral que reflectem uma falha progressiva da capacidade adaptativa do cérebro [52].

Além disso, estudos patológicos e de RM recentes confirmaram o papel da inflamação crónica como um dos factores mais importantes na progressão mais grave da incapacidade na EM [53]. Neste contexto, as lesões activas crónicas e o aumento do plexo coroide foram sugeridos como dois indicadores clinicamente relevantes da inflamação crónica que podem ser explorados in vivo utilizando a RM. As lesões crónicas activas caracterizam-se patologicamente por um "bordo" periférico de microglia/macrófagos activados e carregados de ferro, associado a desmielinização e perda axonal contínuas em torno de um núcleo inativo sem danos na barreira hemato-encefálica [54]. Na EM, as PRLs têm sido associadas a uma incapacidade clínica mais grave, à progressão da doença e à atrofia cerebral. Os PCs desempenham um papel fundamental na regulação imunológica no SNC, uma vez que actuam como uma interface entre o sistema imunitário periférico e o SNC [55]. O aumento significativo dos PCs ocorre nas fases iniciais da EM e está associado a uma maior taxa de recaídas, ao volume das lesões cerebrais hiperintensas em T2 e à atividade inflamatória, bem como a uma progressão mais grave da incapacidade [56]. [56]. É provável que uma carga mais elevada de PRL e a hipertrofia da PC, que reflectem um ambiente pró-inflamatório crónico, contribuam para a deterioração do desempenho cognitivo e para a fadiga, possivelmente através da promoção da desmielinização progressiva, da lesão neuro-axonal e da perda sináptica [57]. No entanto, até à data, a relação entre a inflamação crónica e o défice cognitivo só foi parcialmente explorada [58].

Os doentes com esclerose múltipla com pelo menos 1 ou 4 PRLs [59] apresentaram um pior desempenho cognitivo e atingiram um défice cognitivo numa idade mais jovem. Os resultados de um estudo recente sugerem que uma carga mais elevada de PRL pode caraterizar os doentes com EM com pior desempenho cognitivo, confirmando o papel fundamental da inflamação crónica no SNC como motor de uma progressão mais grave da doença [48]. O aumento do PC pode, portanto, estar na origem de anomalias estruturais e funcionais desta estrutura que reflectem um estado de inflamação crónica, com migração, localização e ativação anormais das células imunitárias no SNC. Estes processos podem levar a um estado inflamatório crónico no SNC, com níveis mais elevados de citocinas e quimiocinas pró-inflamatórias e níveis mais baixos de citocinas anti-inflamatórias, como a interleucina 10. O envolvimento dos plexos coróides (PCs) na fisiopatologia da EM é cada vez mais reconhecido [60]. No entanto, o seu envolvimento na génese das perturbações cognitivas foi recentemente sugerido [48].

Os PCs desempenham um papel fundamental na regulação imunológica no SNC, uma vez que actuam como uma interface entre o sistema imunitário periférico e o SNC [55]. Um aumento significativo dos PCs ocorre nas fases iniciais da EM e está associado a uma maior taxa de recaídas e a uma maior taxa de hipersinais da substância branca no cérebro, bem como a um aumento do seu volume e atividade inflamatória. Todos estes factores estão associados a uma incapacidade que progride de forma mais grave [56]. Verificou-se também que um aumento do volume dos PCs estava associado a uma deterioração do desempenho cognitivo [61]. Além disso, os doentes com EM, com ou sem défice cognitivo, apresentaram um aumento significativo do volume dos CPs em comparação com indivíduos saudáveis. É interessante notar que, na comparação direta, os doentes com esclerose múltipla com défice cognitivo apresentaram um volume de PC significativamente mais elevado do que os doentes cognitivamente preservados. O CP representa uma porta de entrada para os linfócitos do sangue periférico no SNC e está envolvido na apresentação de antigénios [62]. A estrutura e a função dos capilares e das células ependimárias, incluindo o aumento da permeabilidade dos capilares, o espessamento da membrana basal e a perda de cílios nas células ependimárias, também foram registados [63]. Estes processos patológicos podem não só promover a desmielinização e a perda neuro-axonal, mas também alterar a função sináptica, que desempenha um papel importante não só na progressão da doença, mas também no défice cognitivo. Estes biomarcadores de RMN podem representar novos alvos terapêuticos e ser utilizados no desenvolvimento de novos fármacos. clinicamente relevantes para futuros tratamentos destinados a reduzir os efeitos adversos da EM não só na incapacidade clínica, mas também no défice cognitivo e na fadiga.

ASPECTOS CLÍNICOS

Perante a consulta de um doente e/ou da sua família sobre um possível défice cognitivo, o clínico deve ter em conta as comorbilidades psiquiátricas, os efeitos secundários de certos medicamentos e certos sintomas da EM que podem afetar negativamente o desempenho cognitivo, que são os princípios básicos para avaliar e gerir o défice cognitivo nos doentes com EM. Em dois grandes estudos fundamentais, os doentes foram classificados se o seu desempenho estivesse comprometido em quatro dos 31 testes utilizados ou em dois dos 11 testes de uma bateria de testes neuropsicológicos multidomínios [63].

Tal como todos os sintomas orgânicos da EM, o défice cognitivo caracteriza-se por uma grande variabilidade entre os doentes. No entanto, são encontradas 03 queixas principais: ITV, aprendizagem e memória. Observa-se também um comprometimento das funções executivas e visuoespaciais. Além disso, a linguagem básica, a memória semântica e as capacidades de atenção raramente parecem ser afectadas. As perturbações cognitivas na EM baseiam-se essencialmente no comprometimento do fundamento neuropsicológico básico da atenção. A atenção é considerada uma função básica envolvida em qualquer desempenho cognitivo ou tarefa comportamental. Está na linha da frente das consequências cognitivas das lesões cerebrais. A atenção permite a seleção na perceção e na ação e facilita o processamento da informação, daí a ligação muito estreita entre a perda da capacidade de atenção e o abrandamento do VTI [64].
As queixas cognitivas afectam todas as formas progressivas de EM. Isto inclui os CIS, mas também os síndromes radiologicamente isolados (RIS). O abrandamento da ITV é a caraterística cognitiva da EM, o que terá um impacto direto em certos domínios a jusante [65].
De um ponto de vista evolutivo, a progressão e a gravidade das DC são muito variáveis. Algumas queixas agravam-se muito rapidamente, outras mais lentamente. O impacto em certas actividades da vida diária também varia, incluindo o trabalho, a condução e a gestão das finanças pessoais [66].

Estes aspectos clínicos cognitivos na EM podem ser abordados de um ponto de vista analítico, sendo a atenção a principal área afetada. Um exame de mais de 1100 doentes efectuado por Sullivan et al [67]. Deduziu-se que 38% dos doentes tinham pelo menos uma perturbação cognitiva e 22% tinham uma perturbação predominante da atenção. Outros estudos também se debruçaram sobre as perturbações da atenção nas formas iniciais da EM (fase CIS). Estes incluem o estudo argelino de Kediha et al [21], que encontrou perturbações da atenção num estudo de caso-controlo; mas também o estudo de Callanan et al [68], que mostrou que os doentes com CEI tinham uma perturbação significativamente maior da atenção visual e auditiva. Além disso, é evidente que os doentes têm dificuldade em utilizar recursos atencionais significativos durante certas tarefas executivas, como ilustra o estudo de Graffman et al [69], que comparou 41 doentes com EM com 45 indivíduos de controlo em certas tarefas de memória que requerem ou não controlo atencional. Os doentes tiveram um desempenho inferior em tarefas que exigiam recursos de atenção. Esta deficiência na utilização dos recursos de atenção tem um impacto direto no VTI. O estudo de Rao et al [2] foi um dos primeiros a evidenciar esta perturbação do VTI. Além disso, alguns estudos sublinharam que os danos no VTI são mais prováveis nas formas recidivantes-remitentes e secundariamente progressivas da doença, enquanto os danos na memória do VTI são mais prováveis nas formas secundariamente progressivas. Um teste que explora essencialmente o ITV: o SDMT (Symbol Digit Modalities Test), frequentemente afetado na EM [71]. Este teste está também comprometido em 50% dos casos desde o início da doença [72]. Um défice no SDMT é um preditor bastante bom do início da doença e da existência de um défice cognitivo mais global [73]. O SDMT é também o melhor teste correlacionado com a atrofia da massa cinzenta profunda [74].

Outro elemento importante na SE é a memória de trabalho (WM), que parece ser afetada mais por um abrandamento no tratamento de informações armazenadas transitoriamente do que por um problema real de capacidade. Isto pode ser imaginado pelo facto de um doente com EM, quando tem todo o tempo de que necessita, responder a desempenhos idênticos aos de um indivíduo saudável. Por conseguinte, está bem estabelecido que o comprometimento da VTI, muito provavelmente ligado à desmielinização, é central na EM. Contribui igualmente para défices noutras funções cognitivas mais específicas. O défice cognitivo na EM pode também ter um impacto na qualidade de vida, nas actividades e na vida profissional. Um estudo que analisou o impacto do abrandamento do ITV na QdV e que envolveu 52 doentes com várias formas de EM e diferentes graus de incapacidade [75], não revelou um impacto do ITV claramente independente da pontuação EDSS na QdV. No entanto, a deficiência cognitiva tem um impacto na atividade, na vida social e profissional dos doentes com EM [76], mas também na qualidade de vida [77].

No que diz respeito às funções executivas, e de um modo geral, este termo abrange um vasto leque de funções cognitivas, como o raciocínio, a resolução de problemas, a abstração e o planeamento, a atenção sustentada, a multitarefa, a flexibilidade e a gestão de novidades, etc. Estas são as chamadas funções de "alto nível", que devem controlar e dirigir as funções de "nível inferior". Estas são as chamadas funções de "alto nível", que supostamente controlam e dirigem as funções de "nível inferior". Pensa-se que estas funções estão envolvidas em quase todos os aspectos da neuropsicologia humana. O défice disexecutivo na EM parece ser muito frequente [78]. A sua avaliação psicométrica baseia-se em dois testes principais: o teste de Stroop e a fluência verbal, em especial nas formas recidivantes-remitentes. Na BCCogSEP [79], foram acrescentados quatro testes adicionais: Dígitos Diretos e Indirectos, GoNoGo e Trail Making Test (TMT). As perturbações do TQD também parecem ser altamente prevalentes na EM [80], podendo mesmo ser o défice cognitivo mais frequente [81]. Um TQD corresponde a um sistema que permite a manutenção e a manipulação a curto prazo da informação necessária para a realização de actividades cognitivas complexas [82]. É classicamente avaliado através da amplitude dos dígitos. Corresponde à maior parte de uma grande série de objectos que podem ser recuperados imediatamente após a sua apresentação. O desempenho é avaliado primeiro por ordem direta (o sujeito tem de apresentar os itens na mesma ordem em que são apresentados) e depois por ordem inversa (o sujeito tem de apresentar os itens na mesma ordem em que são apresentados) (começando pelo último item). Um paciente que apresente pontuações de 8 e 5 dígitos na ordem direta e na ordem inversa, respetivamente, obterá desempenhos que se mantêm dentro das normas. Na prática neuropsicológica, é habitual considerar-se a pontuação clássica de 7 itens +/- 2 para o span de ordem direta e um valor de um item a menos para o span de ordem indireta [83].A perturbação da memória episódica (MEM) é também uma das queixas cognitivas mais comuns nos doentes com EM. O conceito de MDE corresponde à memória de acontecimentos num contexto espacial e temporal específico. Estão envolvidos três processos: codificação, armazenamento e recuperação.

A codificação é a fase durante a qual as caraterísticas da informação perceptiva são processadas e convertidas num traço de memória que pode ser reativado posteriormente. O armazenamento refere-se ao processo de reserva da informação para utilização futura. O conceito de MEp define ainda duas componentes: anterógrada e retrógrada (que diz respeito à memória do passado distante (memória autobiográfica). É atualmente aceite que os doentes com EM têm uma memória anterógrada perturbada [84]. Este défice importante tem consequências palpáveis na vida quotidiana dos doentes. No entanto, a natureza exacta dos défices de memória anterógrada na EM continua a ser debatida [85]. No entanto, a natureza exacta dos défices anterógrados da PEmáx continua a ser debatida. Alguns estudos defendem um défice na fase de codificação, enquanto outros defendem um défice na restituição [86]: O teste de Grober e Buschke [87], que é o único teste que garante que o material a memorizar foi codificado. O California Verbal Learning Test (CVLT) [88], que permite ao paciente codificar livremente, mas este teste propõe igualmente os diferentes tipos de reprodução possíveis (recordação livre, recordação de pistas e reconhecimento).Quanto à memória autobiográfica, parece que 60% dos pacientes sofrem de um défice importante, nomeadamente na componente episódica da memória autobiográfica, enquanto a componente semântica está preservada [89].Por outro lado, a demência na EM ainda não está claramente definida, e não existe um verdadeiro consenso sobre o assunto. No entanto, a natureza múltipla dos défices observados está agora bem estabelecida, com consequências por vezes graves para a vida quotidiana [90]. Cerca de 20-30% dos doentes com défice cognitivo apresentam uma "demência grave" [91]; a perda de autonomia ligada ao défice cognitivo é o principal fator a avaliar objetivamente, razão pela qual é importante determinar a gravidade da demência. limita a frequência a cerca de 3 a 4% dos doentes [92].

Outras séries de casos clínicos relatam mesmo uma demência pura na EM (sem incapacidade motora). No entanto, estes casos de demência reveladora de EM são raros. A partir do momento em que é feito o diagnóstico de demência na EM, é importante compreender melhor esta dimensão para adaptar a gestão quotidiana (adaptação às necessidades do doente). As caraterísticas neuropsicológicas da "Demência na EM" são comparadas com as demências degenerativas corticais e subcorticais (ver quadro 1).

Tabela 1: caraterísticas neuropsicológicas da demência cortical e subcortical e da "demência na EM".

	Demência cortical	Demência em curso cortical	Demência EM
Eficiência intelectual global	Muito afetado	+/- preservado	+/- preservado
Memória episódico	Muito afetado	Défice ligeiro	Muito afetado
Funções executivo	Défice ligeiro	Muito afetado	Muito afetado
Bradyphrenia	+/- preservado	Muito afetado	Muito afetado
Língua	Défice ligeiro	Conservado	Conservado
Praxis	Défice ligeiro	Conservado	Conservado
Gnosias	Défice ligeiro	Conservado	+/- preservado
Humor	+ /- preservado	Défice ligeiro	Défice ligeiro

Fonte: G.Defer, F.Daniel, capítulo 14 (demência). Livro: esclerose múltipla: clínica e terapêutica. 2017.Elsevier Masson. B Brochet [63]

AVALIAÇÃO COGNITIVA

Os testes habitualmente utilizados para avaliar o défice cognitivo em casos de suspeita de demência, como o Mini-Exame do Estado Mental (MMSE) e a Avaliação Cognitiva de Montreal (MOCA), não são suficientemente sensíveis ou específicos para avaliar as perturbações demenciais. Isto deve-se ao facto de outros domínios estarem normalmente envolvidos na EM [30].

Foram validadas várias baterias de testes neuropsicológicos para avaliar a função cognitiva na EM. Estas incluem a Bateria de Rastreio Neuropsicológico para a EM (NSBMS), incluindo o Paced Auditory Serial Addition Test (PASAT) e a Brief Repeatable Battery of Neuropsychological test (BRB-N), que surgiu mais tarde e foi depois complementada pelo SDMT [93].
Alguns anos mais tarde, com vista a um diagnóstico neuropsicológico preciso, surgiu a "Avaliação Mínima do Funcionamento Cognitivo na Esclerose Múltipla (MACFIMS)". Apesar da sua elevada sensibilidade, a utilização destas baterias de testes na prática quotidiana é dificultada pelo facto de poderem ser demoradas a administrar, mas também pelo facto de poderem ser utilizadas de várias formas, o que pode exigir um neuropsicólogo treinado. Atualmente, a Brief International Cognitive Assessment for Multiple Sclerosis (BICAMS) é cada vez mais utilizada, devido à sua facilidade de administração e rapidez (menos de 15 minutos). Esta bateria validada é amplamente recomendada como instrumento de avaliação da esclerose múltipla na EM [94].

O SDMT parece ser a ferramenta de diagnóstico mais eficiente nas fases iniciais da doença [95]. Pode ser administrado em 05 minutos e não requer um neuropsicólogo treinado. Os diferentes domínios cognitivos medidos pelos testes incluídos nas baterias neuropsicológicas validadas estão resumidos no quadro 2.

Quadro 2: Testes neuropsicológicos e domínios cognitivos explorados na EM

TESTES	Domínios cognitivos explorados	Baterias
PASAT	VTI, memória de trabalho e de atenção	MS, BMS, BRB-N, MACFIMS.
Teste SET ISAAC	Fluência verbal	NBMS, BRB-N, MACFIM.
SDMT	VTI, atenção e memória de trabalho	BRB-N, MACFIMS, BICAMS
Teste Breve de Memória Visuoespacial - Revisto	Memória visuoespacial	MACIMS, BICAMS
California verbal Learning test (segunda edição)	Aprendizagem verbal	MACIMS, BICAMS
10/36 SPART (Spatial Recall Test)	Funções executivas	BRB-N

Fonte: Meca-Lallana V e al [95].

Um consenso francês recente [96] foi elaborado com um procedimento de exploração neuropsicológica, que merece ser pormenorizado no capítulo seguinte. Este consenso foi elaborado pelo grupo "cognição" da SF-SEP (Sociedade Francófona de EM): http: //sfsep.org. O principal objetivo deste grupo "cognição" é atualizar os instrumentos de avaliação, as recomendações e as publicações sobre a EM e as suas perturbações cognitivas. Assim, selecionaram os testes mais relevantes para a avaliação cognitiva dos doentes com EM. Para o efeito, foi constituído um painel de peritos (composto por neurologistas e neuropsicólogos especializados em EM). O seu principal objetivo era propor um procedimento consensual francês atualizado para a avaliação do apoio neuropsicológico dos doentes com EM. Os membros deste grupo reuniram-se uma vez por mês durante uma hora e meia durante um ano. A sua experiência foi definida com base em pelo menos 50 pacientes atendidos por ano e pelo menos 3 anos de experiência. Esta avaliação cognitiva baseia-se, portanto, no BICAMS, incluindo o SDMT, o CVLT e o BVMT-R (Brief Visuo Spatial Memory Test Revised), que avaliam, respetivamente, o VTI verbal e visual e o MEp. O rastreio é efectuado através do SDMT, que é um teste rápido de avaliação do ITV, no qual o doente deve associar números a símbolos apresentados segundo um modelo de correspondência (ou chave) num tempo limitado (90 segundos). Uma diferença de quatro pontos nos estudos clínicos e de oito pontos no seguimento clínico é considerada significativa em ambos os sentidos (melhoria ou agravamento) [97,98]. Foi também validada uma versão

informática, geralmente num tablet [99]. Neste caso, o doente responde oralmente e o avaliador anota as respostas corretas no tablet. A memória episódica, também de acordo com o consenso francês de 2024, é medida através do BICAMS pelo BVMT-R (para a memória visual) e pelo CVLT (para a memória verbal) [100, 101]. Estes dois testes fornecem uma pontuação de aprendizagem e uma pontuação de recordação tardia. A recordação é utilizada para avaliar a capacidade de aprendizagem; e o reconhecimento é útil para avaliar as capacidades de armazenamento e de codificação.
A memória de curto prazo e o MDT são avaliados através do WAIS IV Digit Span Forward. O MDT é medido pelo WAIS IV Digit Span Backward [102].
As três funções executivas que são essencialmente exploradas neste consenso são: flexibilidade mental, inibição e iniciação verbal. A flexibilidade pode ser descrita como a capacidade de passar de uma tarefa para outra; pode ser explorada pelos TMT A e B [103].
A inibição é a capacidade de controlar os processos automáticos e de resistir ao impulso de agir. sensibilidade à interferência. É avaliada pelo teste de Stroop em geral [104]. O GoNoGo é outro instrumento de avaliação do controlo inibitório, uma tarefa que também existe na bateria "BREF". A iniciação verbal refere-se à capacidade de produzir um número máximo de palavras num tempo limitado. É testada com a fluência verbal. Este teste pode ser fonémico (palavras que começam com uma determinada letra) ou categórico (palavras da mesma categoria semântica: cidades, fruta, etc.), durante um período de um ou dois minutos. No entanto, estas funções são muito dependentes do VTI. Há muito tempo que são avaliadas pelo PASAT. Durante este teste, o doente deve somar os dois últimos números ouvidos de cada vez, a um ritmo regular (2, 3 ou 4 segundos) [105].

A linguagem pode ser avaliada através da nomeação oral de imagens DO-80 [106, 107, 108]. Para além disso, este grupo francês de estudos cognitivos (Jougleux C et al) também se debruçou sobre a avaliação psicológica, que continua a ser essencial, uma vez que a ansiedade e a depressão são duas das formas mais comuns de sintomas depressivos comuns na EM. Por esta razão, privilegiaram a avaliação através de escalas curtas. O Inventário de Depressão de Beck (BDI) continua a ser a escala de referência, existindo uma versão curta [109, 110]. A melhor pontuação é 21, e foi definida uma pontuação de corte de 7 [111]. A Escala Hospitalar de Ansiedade e Depressão (HADS) é outra ferramenta para avaliar a depressão e a ansiedade [112]. Para concluir este consenso francês, é importante sublinhar que a avaliação Tendo em conta a frequência destas perturbações, deve ser proposto a todos os doentes com EM um tratamento cognitivo e psicológico. Esta avaliação deve ser efectuada desde o início, incluindo o BICAMS com recordação retardada para os testes MEp e pelo menos um teste para cada domínio cognitivo. Esta avaliação deve também ser efectuada antes da introdução da terapêutica imunomoduladora, ou nos três meses seguintes à sua introdução [113]. A remediação cognitiva poderia então ser oferecida numa fase inicial. Por conseguinte, estes peritos recomendam que todos os doentes sejam examinados pelo menos uma vez por ano com pelo menos um MTDS. Uma alteração de oito pontos seria significativa e exigiria uma avaliação mais aprofundada [107].

Além disso, outro fator é cada vez mais incriminado nos diferentes fenótipos cognitivos da EM: trata-se do conceito de "reserva cognitiva" [114]. Os doentes com
têm um risco menor de desenvolver perturbações cognitivas [115]. Esta reserva
A capacidade cognitiva é, por conseguinte, frequentemente avaliada apenas pelo QI (quociente de inteligência), sem que exista um verdadeiro consenso a este respeito.

O quadro 3 resume o conjunto das recomendações da França 2024 da secção "cognição" do grupo SF-SEP.

Quadro 3: resumo das recomendações do SF-SEP 2024 relativas aos diferentes testes a realizar em função do domínio cognitivo em causa.

Domínio cognitivo	Testes específicos
Memória de curto prazo Memória de trabalho	Amplitude de dígitos para a frente e para trás (WAIS IV)
Funções de atenção	PASAT 3 segundos Vigilância do teste de desempenho da atenção Atenção partilhada aos testes de desempenho atenção
Funções executivas	Flexibilidade mental: TMT A e B, Teste de rastreio cruzado (BCCogSEP), flexibilidade do teste de desempenho da atenção
	Iniciação verbal: fluência verbal fonémica e categórica Inibição: GoNoGo
Língua	DO-80

NB: Em todos os casos, o SDMT deve ser efectuado em primeiro lugar.

FENÓTIPOS COGNITIVOS NA SÉPSIS

Os fenótipos cognitivos foram descritos numa série de estudos: Leavitt MV et al [116] descreveram três fenótipos cognitivos: perturbações isoladas da memória (I),

abrandamento isolado do ITV (II) e comprometimento combinado de ambos (III).

Este estudo analisou 128 doentes com EM que foram submetidos a uma avaliação cognitiva completa, que revelou que 18,80% (fenótipo I), 7,8% (fenótipo II) e 17,2% (fenótipo III) dos doentes apresentavam os fenótipos seguintes (fenótipo III). É de salientar que 56,3% dos doentes desta série apresentavam uma avaliação cognitiva normal (ver Figura 3 [116]).

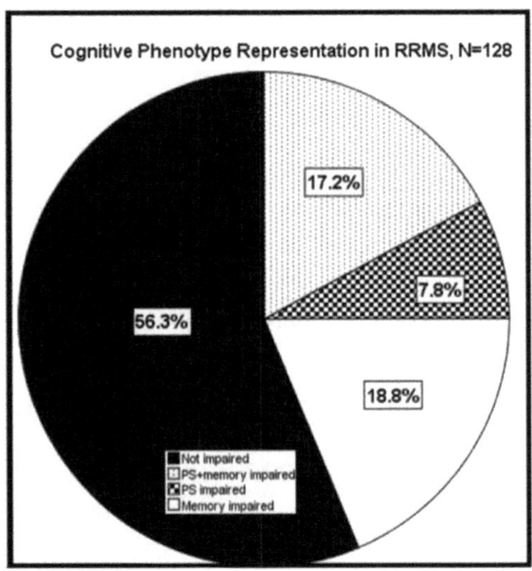

Figura 3: Representação percentual dos grupos de fenótipos cognitivos numa amostra completa de 128 doentes com EM recorrente-remitente [114].

Uma outra equipa (De Meo, E et al) [115] relatou 5 fenótipos cognitivos na EM:

Tipo I (funções cognitivas preservadas)
Tipo II (perturbação moderada da fluência verbal) Tipo III (perturbação moderada de vários domínios)
Tipo IV (perturbação grave da atenção e das funções executivas) Tipo V (perturbação grave de vários domínios)

Este é um estudo transversal de 1212 doentes com EM versus 196 controlos saudáveis.

O objetivo da distinção entre estes diferentes fenótipos é permitir uma medição mais precisa dos fenótipos. do estado cognitivo dos doentes com EM, para apoiar os clínicos na escolha do tratamento e também para adaptar a remediação cognitiva de acordo com cada fenótipo. Há um conjunto de caraterísticas clínicas que merecem ser destacadas neste estudo: os doentes com fenótipo I (cognição preservada) e os com fenótipo II (comprometimento moderado da memória verbal e da fluência semântica) têm um comportamento diferente dos restantes doentes. Têm a mesma idade média (cerca de 36,5 e 38,2 anos, respetivamente) e a mesma duração da doença (7,3 e 7,6 anos, respetivamente). São, portanto, mais jovens e têm uma duração de doença mais curta do que os outros fenótipos.
(idade média de cerca de 42 anos e duração da doença de cerca de 10 anos).

- Os doentes com o fenótipo grave da doença multi-domínio apresentam incapacidade motora

muito mais importante do que os outros fenótipos (EDSS médio de cerca de 3 em comparação com 1,5 para o fenótipo moderado).
- No que diz respeito aos anos de estudo, a única diferença observada foi entre o fenótipo multi-domínio moderado e o fenótipo com perturbações graves das funções executivas e de atenção (12,6 anos para 1er e 11,5 anos para 2).[nd]

Neste estudo, foram efectuadas correlações entre estes fenótipos e os exames imagiológicos (ver fig. 4 [116]). Os autores compararam a população estudada (os diferentes fenótipos entre si), mas também com a população em geral. As principais conclusões foram
o volume talâmico é menor no tipo I, apesar de um exame cognitivo normal; o volume cortical é menor nos tipos III, IV e V do que na população em geral, e no tipo V há atrofia do hipocampo e volumes menores nos núcleos caudados.
Este estudo permitiu assim identificar os substratos neuroanatómicos susceptíveis de explicar esta subdivisão em fenótipos cognitivos.

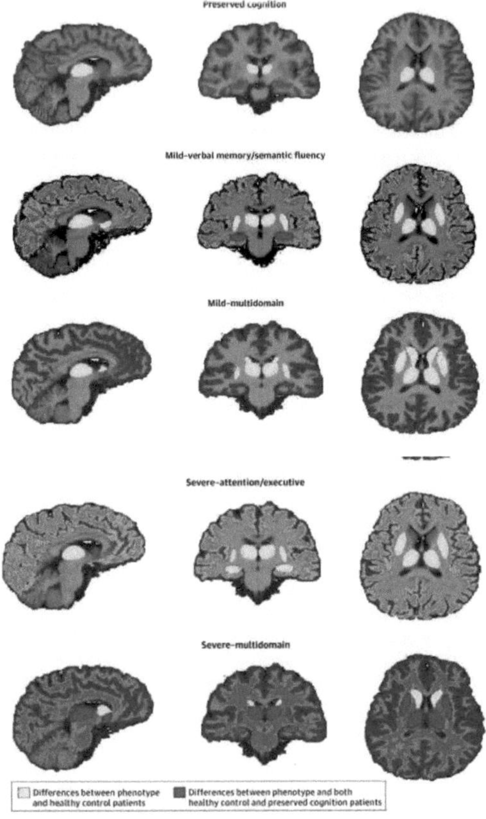

Figura 4: Caraterísticas de imagem por ressonância magnética dos fenótipos cognitivos [116].

Este estudo transversal permitiu assim distinguir diferentes fenótipos cognitivos numa grande coorte de doentes com EM, bem como caraterizar certas caraterísticas cognitivas da doença. correlações radiológicas com a RM. No entanto, estes fenótipos podem ser representados como um continuum e, por vezes, pode ser difícil diferenciá-los.

O fenótipo I (cognição preservada) parece prevalecer nas fases iniciais da doença, com uma duração mais curta da doença e um volume talâmico mais pequeno do que nos indivíduos saudáveis.

O fenótipo II (perturbação ligeira da memória verbal / fluência semântica) caracteriza-se por

por atrofia hipocampal, que parece ser um potencial substrato patológico. As lesões hipocampais em T2 apresentam hipersinal com o fenómeno de disconectividade gerado pela atrofia hipocampal.
também parecem estar associados a este fenótipo.

O fenótipo III (envolvimento moderado de vários domínios) tem a atrofia cortical como caraterística distintiva da RM.
O fenótipo IV (perturbação grave do funcionamento executivo e da atenção) caracteriza-se por uma redução do desempenho em todos os testes, com uma carga lesional significativa na
substância branca perto dos ventrículos. Este aspeto radiológico está também associado a níveis mais elevados de fadiga nos doentes com EM [117].
O fenótipo V (doença multi-domínio grave) caracteriza-se por uma redução significativa do desempenho em testes cognitivos. Este fenótipo parece ser mais comum em fases avançadas da doença. da EM, mas também se encontra em doentes recentemente diagnosticados e pode ser considerado um fator de mau prognóstico nesta fase. Estes doentes também apresentaram atrofia cerebral grave na RMN, bem como uma associação com sintomas de depressão grave [118, 119].
Esta nova categorização dos défices cognitivos poderia integrar a pontuação EDSS na definição de incapacidade clínica, a fim de ajudar os profissionais nas suas escolhas terapêuticas e de os ajudar a adaptar as estratégias de reabilitação cognitiva.

COGNIÇÃO SOCIAL

Entre as disfunções cognitivas observadas nas pessoas com EM, tem sido referido que estas afectam não só as funções percetivo-motoras, mas também a linguagem, a memória e a memória de trabalho, a atenção sustentada, a velocidade de processamento da informação e a capacidade de funções executivas, mas também o CS [120]. O CE engloba as operações mentais subjacentes às interações sociais, em particular a capacidade de perceber, interpretar e reagir às intenções, disposições e comportamentos dos outros. Esta definição permite distinguir o CE de funções cognitivas mais amplas, como a memória, a atenção e as funções executivas, que são geralmente afectadas por perturbações cognitivas [121]. A SC é uma capacidade neurocognitiva, que inclui diferentes aspectos do processamento, da tomada de decisões ou da resposta às exigências dos estímulos sociais e pode afetar várias perturbações neurológicas [122]. Os principais componentes da CS incluem a teoria da mente (a capacidade de atribuir estados mentais a si próprio e aos outros), o reconhecimento das emoções (a capacidade de identificar e responder a expressões emocionais), a empatia (a capacidade de compreender e partilhar os sentimentos dos outros) e a perceção social (a capacidade de identificar e responder aos sentimentos dos outros). Estes processos cognitivos são essenciais para uma comunicação eficaz e para o funcionamento social, e as deficiências na CS podem ter um impacto significativo na qualidade de vida e nas interações. Para as pessoas com doenças crónicas como a esclerose múltipla, a qualidade de vida engloba a condição física, o estado psicológico, o nível de independência, as relações sociais, as crenças pessoais e as relações com elementos significativos do seu ambiente [124]. A deterioração do CS tem um impacto significativo na qualidade de vida. As deficiências no EC são importantes preditores da redução da qualidade de vida na EM, porque resultam em prejuízo das actividades da vida diária e são independentes da incapacidade motora. No entanto, os autores de vários estudos sugerem que o declínio cognitivo tem um impacto tanto no CS como na qualidade de vida [125].

Apesar de alguns estudos terem explorado a potencial ligação entre a qualidade de vida e a SC, grande parte da investigação permanece pouco clara. Por conseguinte, é urgente concentrarmo-nos na avaliação da SC, sobretudo nas fases iniciais da EM, para compreender melhor o seu impacto na qualidade de vida e desenvolver intervenções para melhorar os resultados dos doentes. No entanto, é muito difícil isolar um elemento (como a cognição social) e estimar o seu impacto na qualidade de vida dos doentes com esclerose múltipla. Esta dificuldade deve-se ao facto de muitos elementos estarem presentes na doença e de estarem intimamente ligados. Um apoio social adequado tem sido associado a uma melhor qualidade de vida, incluindo um melhor bem-estar psicológico e uma melhor gestão da doença [126]. Por conseguinte, as intervenções destinadas a reforçar as redes de apoio social podem desempenhar um papel crucial na otimização da qualidade de vida das pessoas que vivem com EM. Em

Em suma, a EM coloca desafios multifacetados que vão para além dos sintomas físicos e englobam dimensões cognitivas, emocionais e sociais. É essencial reconhecer e ter em conta estes vários aspectos da doença, a fim de melhorar os resultados globais e a qualidade de vida das pessoas afectadas por esta doença duplamente incapacitante.

CORRELAÇÕES CLÍNICO-RADIOLÓGICAS

A RMN é um exame radiológico extremamente sensível para a deteção de anomalias específicas da EM. Várias técnicas foram validadas para a sua exploração, como as sequências T1, T2, T2* e flair. O aparecimento destas técnicas para definir os correlatos estruturais da RM com o défice cognitivo na EM tem sido estudado em diferentes coortes de doentes; estes estudos mostraram lesões que podem ser difusas ou focais na substância cinzenta [127, 128], com, nomeadamente, anomalias microestruturais difusas [129, 130] ou mesmo perda irreversível de tecido [131]. Todos estes aspectos radiológicos parecem desempenhar um papel importante na presença e na gravidade das perturbações cognitivas [132]. Num trabalho italiano (Preziosa. P et al. 2016) [130], a atrofia de diferentes regiões que afectam tanto a substância branca como a substância cinzenta está associada a um desempenho reduzido em diferentes domínios cognitivos (figura 5 [130]). Não foi encontrada qualquer correlação entre a atrofia regional que afecta a substância cinzenta e a memória verbal, bem como entre as regiões atrofiadas da substância branca e a memória e a fluência verbais. De facto, antes de qualquer défice global na EM, as anomalias de difusão na substância branca e a atrofia de certas regiões críticas da substância cinzenta conduzem a um desempenho cognitivo medíocre nesta coorte; isto deve-se provavelmente a uma síndrome de desconexão que ocorre entre regiões da substância cinzenta e lesões da substância branca. Por outro lado, a alteração de certas zonas foi associada a lesões estruturais em certas regiões que podem desempenhar um papel crítico na função cognitiva estudada. Assim sendo, a utilização das sequências habituais de RM pode não ser suficiente para fazer correlações rádio-cognitivas corretas.

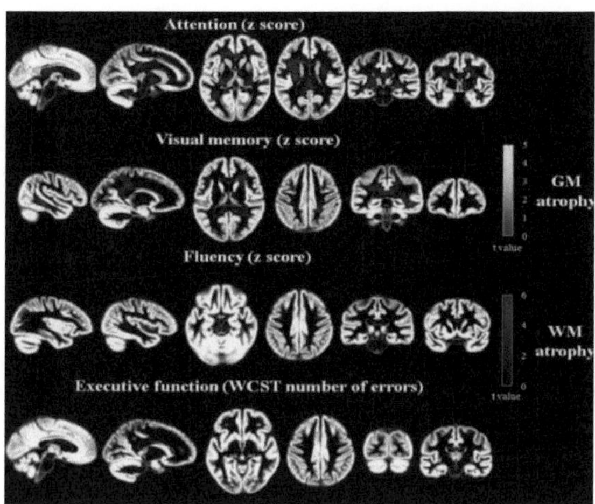

Figura 5: Análise do mapeamento paramétrico estatístico (SPM) que mostra as regiões com atrofia da massa cinzenta (GM) (codificada a amarelo) e da massa branca (WM) (codificada a azul) em doentes com esclerose múltipla, significativamente correlacionadas com o desempenho em diferentes domínios cognitivos (Fonte: [130]).

A gravidade dos défices cognitivos na EM difere de acordo com a sua forma clínica. Assume-se que esta disfunção cognitiva já está presente nas fases iniciais da doença (CIS ou RIS) e que progride em paralelo com a acumulação de incapacidade [133]. Os dados atualmente disponíveis sugerem que o declínio cognitivo é mais grave nas formas progressivas da doença [134].

Nalgumas séries de doentes com a forma RR e uma duração da doença superior a 10 anos, os resultados de certos testes psicomotores (o teste de amplitude numérica de dígitos e o SDMT) indicaram que estes doentes eram deficientes; enquanto os doentes com uma forma progressiva precoce obtiveram resultados abaixo do normal em todos os testes neuropsicológicos. No entanto, não foi observada qualquer diferença significativa entre as formas secundariamente progressivas (SP) e as formas primariamente progressivas (pp) [135]. Numa grande coorte italiana de 1040 doentes [133], a prevalência de TC foi de 46,3%. Esta proporção foi subdividida de acordo com as formas progressivas da doença: 34,5 em doentes com CIS, 44,5% em doentes com doença recidivante-remitente, 79,4% em doentes com doença recidivante-remitente. doentes com uma forma secundariamente progressiva e 91,3% dos doentes com uma forma PP. A VTI foi o domínio cognitivo mais frequentemente encontrado em todos os grupos deste estudo. Uma meta-análise de 47 séries (4.460 doentes) demonstrou que os doentes com formas progressivas apresentavam défices moderadamente mais graves nos domínios cognitivos do que os doentes com formas RR, com diferenças notáveis na aprendizagem verbal, VTI e memória verbal [134]. Uma maior carga lesional e uma incapacidade mais grave, bem como o papel da neurodegeneração e da atrofia cerebral, parecem explicar esta diferença [136].

FACTORES QUE INFLUENCIAM A FUNÇÃO COGNITIVA NA SÉPSIS

Sabe-se que vários factores influenciam o nível de disfunção cognitiva. O exercício físico regular, a ausência de dependências, uma dieta saudável e o controlo de certas comorbilidades podem ter um efeito positivo na cognição dos doentes com EM [136]. Há também cada vez mais provas de que o início precoce da terapêutica modificadora da doença específica da EMRR pode estabilizar ou mesmo melhorar a cognição [137].
No estudo COGIMUS [138], o declínio cognitivo foi reduzido em 32% nos doentes tratados com interferão B 44 ug 3 vezes por semana durante pelo menos 3 anos. Outro tratamento (Natalizumab) também demonstrou ser eficaz para a CT, a depressão e a fadiga [139].
É importante notar que os medicamentos tradicionalmente utilizados em certas demências degenerativas demonstraram ser ineficazes nos doentes com EM [140]. Pensa-se também que as perturbações psiquiátricas influenciam as capacidades cognitivas dos doentes com EM. Entre estas, inclui-se a depressão, que afecta cerca de 30% dos doentes [141].

Vários estudos revelaram um impacto negativo dos sintomas depressivos nas funções cognitivas, em particular nas VTI, nas funções executivas, na atenção e na memória [142]. As perturbações de ansiedade, que afectam cerca de 22% dos doentes com EM [143], influenciam principalmente as funções executivas e a memória episódica. Outro fator que pode influenciar os problemas cognitivos é a fadiga, que afecta até 80% dos doentes com EM [144] e é definida pelos doentes como um cansaço geral ou lassidão, mesmo sem esforço físico. Um dos seus componentes é a fadiga cognitiva, definida como uma redução do desempenho em tarefas que envolvem um esforço cognitivo contínuo [145]. Pode ser benéfico em pessoas com baixos níveis de vitamina D ou com um funcionamento cognitivo inferior. Melhora essencialmente a memória não-verbal [146].

CRESCIMENTO COGNITIVO

Uma recaída da EM é definida como um sintoma neurológico novo, agravado ou em agravamento. recidivante, correspondendo à atividade da doença e/ou a lesões agudas na RM, ocorrendo pelo menos 30 dias após o início de um sintoma anterior e com uma duração mínima de 24 horas, na ausência de febre ou infeção. Clinicamente, a recaída é confirmada quando os sintomas são acompanhados por uma alteração neurológica objetiva em comparação com o estado clínico estável anterior, tal como determinado pela avaliação do EDSS. As lesões agudas da RM podem ou não ser acompanhadas de sintomas clínicos, uma vez que a atividade neuroinflamatória nem sempre conduz a um surto ou a sintomas clínicos. Esta atividade silenciosa da EM sem qualquer manifestação clínica visível está no cerne do conceito NEDA ou "ausência de evidência de atividade da doença" [147, 148]. Este conceito NEDA é essencialmente utilizado para melhorar o prognóstico da EM e otimizar o tratamento da doença. Consiste em três critérios: ausência de recidivas, ausência de progressão da incapacidade e ausência de atividade na RM (lesões T2 novas ou aumentadas ou imagens T1 com gadolínio, que podem recorrer [149]. No entanto, é muito difícil determinar se se trata de uma recaída cognitiva num doente com EM com uma alteração do estado mental ou num doente com disfunção cognitiva e sinais de recaída na RM, mas sem sinais clínicos de atividade aguda da doença. Estudos recentes identificaram o fenótipo neuropsicológico dos doentes com EM com declínio cognitivo e que pode ser identificado pelo SDMT. A monitorização do declínio antes e durante o período de recaída pode permitir a observação de uma alteração significativa na pontuação do SDMT. Uma alteração na pontuação do SDMT de 4 pontos ou uma alteração de 10% é considerada significativa, tal como referido anteriormente (capítulos de testes). testes neuropsicológicos). Estudos prospectivos que avaliaram o défice cognitivo utilizando o SDMT, em doentes com EM recorrente e controlos, distinguiram os dois grupos, durante uma recaída, em 5 pontos de SDMT. Alguns meses mais tarde, a diferença foi reduzida para 3 pontos SDMT. Estes resultados indicam que é possível identificar os doentes com EM que apresentam alterações cognitivas no contexto de uma recaída, utilizando o SDMT [150]. Os resultados destes estudos mostraram que as alterações no SDMT eram maiores nos doentes com recaída e que o SDMT podia ser considerado uma ferramenta importante para detetar a recaída cognitiva [151]. Além disso, a EMD correlaciona-se bem com os parâmetros de atrofia cerebral (perda de massa cinzenta, etc.) da RM (cortical e do terceiro ventrículo, ou fração talâmica e hipotalâmica) [152], pelo que a medição da espessura cortical se correlaciona bem com os testes cognitivos na EM [153, 154]. As lesões localizadas nos lobos frontal e temporal mesial e na medula oblonga estão associadas a défice cognitivo e fadiga. As lesões localizadas na substância cinzenta profunda do tálamo e do hipotálamo estão correlacionadas com défices na memória visuo-espacial e com uma velocidade reduzida de processamento da informação [155, 156].

O IMPACTO DA DEFICIÊNCIA COGNITIVA NOS DOENTES E NOS SEUS PRESTADORES DE CUIDADOS

A investigação mostra que os problemas cognitivos associados à EM estão significativamente associados a uma qualidade de vida relacionada com a saúde significativa a má, incluindo dificuldades nas actividades da vida diária, na vida social e profissional e nas relações familiares [157]. A deterioração da função cognitiva tem um efeito maior no emprego do que a incapacidade física, como a perda de um emprego devido a um mau desempenho [5]. Apesar da importância do défice cognitivo no funcionamento diário das pessoas com EM e do facto de cerca de 80% das pessoas com EM viverem com membros da família [158], poucos estudos examinaram o impacto das alterações cognitivas nas relações próximas com os prestadores de cuidados informais. Vários estudos exploraram o impacto do diagnóstico de EM de um parceiro na relação do casal, incluindo as estratégias e técnicas de adaptação utilizadas [159]. Os problemas de comunicação foram objeto de especial atenção. Um estudo concluiu que os prestadores de cuidados diretos de pessoas com EM relataram problemas de relacionamento, como a perda de intimidade e a redução da comunicação devido à redução da capacidade cognitiva do parceiro [160].

Um estudo americano [161] baseou-se em entrevistas telefónicas individuais com 30 participantes (15 adultos com EM e os seus 15 cônjuges/parceiros). Ao contactar a equipa de investigação, os potenciais participantes foram avaliados para determinar a disponibilidade do seu cônjuge ou parceiro que vive em casa e que é o seu principal prestador de cuidados para participar, bem como o acesso a um telefone e à Internet (computador portátil, tablet ou smartphone) num ambiente privado. Os temas abordados incluíam o impacto das dificuldades cognitivas sobre si próprios e sobre os seus parceiros e nas suas relações sociais, a perceção da necessidade e do desejo de ajuda e de apoio e os resultados desejados associados a essa ajuda. O impacto pode variar de um doente para outro, por vezes com vários deles que podem ser observados no mesmo doente. Foi observado um impacto social significativo, que pode estar relacionado com um sentimento de falta de apoio da família e dos amigos, um sentimento de isolamento da família e dos amigos e um sentimento de isolamento dos amigos. sentimentos de isolamento, bem como dificuldades em gerir vários eventos sociais. Um 2e impacto observado são as alterações que podem afetar a vida quotidiana, nomeadamente uma alteração das capacidades anteriores à doença, com reacções emocionais que podem ser exageradas, e a perda de emprego, sobretudo se o trabalho for de natureza intelectual. Um 3e impacto observado diz respeito à qualidade da relação com o cônjuge, que pode estar a deteriorar-se. No entanto, o impacto do défice cognitivo tanto na pessoa com EM como no seu parceiro, incluindo a qualidade de vida relacionada com a saúde, a comunicação, a qualidade das relações e o desempenho das actividades diárias, pode ser melhorado através do encorajamento de estratégias de enfrentamento positivas. O parceiro desempenha um papel importante na ajuda à pessoa com EM a adaptar-se aos problemas cognitivos, e é importante que os profissionais forneçam informações e recursos à família no momento do diagnóstico e a encaminhem para as agências relevantes para obter mais apoio. Neste estudo, os participantes expressaram o desejo de obter mais apoio, como a educação sobre estratégias para ultrapassar desafios comuns na comunicação e nas actividades da vida diária.

GESTÃO DAS PERTURBAÇÕES COGNITIVAS NA SÉPSIS

Até à data, não existe tratamento sintomático para as dificuldades cognitivas na EM ou noutras doenças neurológicas. A reabilitação cognitiva continua a ser uma boa ferramenta terapêutica para melhorar ou manter uma boa função cognitiva. No entanto, o tratamento destas perturbações cognitivas baseia-se em três pilares: tratamento farmacológico, tratamento sintomático e reabilitação cognitiva.

1 -Tratamento farmacológico :

Nos últimos 20 anos, foi disponibilizada uma vasta gama de tratamentos para as pessoas com EM. Em princípio, estas DMT (terapias modificadoras da doença) têm o potencial de influenciar positivamente os resultados cognitivos, actuando sobre os mecanismos patogénicos fundamentais subjacentes ao défice cognitivo relacionado com a EM [162].

Até à data, não se observou uma eficácia significativa quando se utilizaram tratamentos específicos para a EM. Os DMT, como os interferões Beta1a e Beta1b, o desacetilcolina glatirâmero, o natalizumab, a teriflunomida, o fingolimod e o ocrelizumab podem afetar a atividade da doença (taxa de recaída) e, em alguns casos, a progressão da incapacidade. Estes medicamentos podem ter um impacto positivo no resultado cognitivo a longo prazo de uma pessoa com EM. De facto, todos os tratamentos reduzem a acumulação de lesões irreversíveis no sistema nervoso, com efeitos positivos na carga de lesões cerebrais em T2, bem como, por vezes, na redução da atrofia cerebral. Neste contexto, os chamados DMT de "elevada eficácia", como o Natalizumab (NTZ) e o Rituximab, parecem ter um efeito superior ao das chamadas terapêuticas de 1^{e} linha [163]. Os dados sugerem que as terapêuticas de elevada eficácia devem ser mais eficazes na preservação da função cognitiva, uma vez que taxas mais elevadas de perda de volume cortical têm sido associadas a um maior declínio cognitivo. importante [164]. Infelizmente, os dados que poderiam confirmar este facto são escassos. Subsistem muitas lacunas devido a uma metodologia que não é unificada entre as diferentes séries, e os tempos de seguimento são ainda demasiado curtos. No entanto, como já foi referido, a maioria dos estudos clínicos não encontrou um efeito espetacular na cognição, com a possível exceção do natalizumab [165].

No entanto, todos os estudos pivotais efectuados com DMT até 2023 produziram resultados positivos. resultados mistos, provavelmente devido à curta duração dos ensaios e/ou a problemas metodológicos. A inclusão recomendada de SDMT como medida de resultados em ensaios futuros poderia fornecer informações adicionais [166].

Uma meta-análise relativamente recente (Landmeyer et al.) [167] avaliou diferentes DMT no desempenho em testes cognitivos em adultos com EM recorrente: 44 estudos elegíveis foram então analisados neste trabalho. Todos estes estudos avaliaram os efeitos de pelo menos uma DMT e relataram efeitos positivos em pelo menos um teste cognitivo, avaliado no início e durante o acompanhamento. Estes efeitos foram essencialmente limitados ao VTI medido pelo SDMT ou PASAT. No entanto, estes estudos envolveram populações de doentes heterogéneas, com instrumentos de avaliação variáveis e critérios variáveis. Para além disso, esta meta-análise não revelou efeitos superiores da escalada terapêutica na cognição. No entanto, um estudo recente apresentado no Congresso Internacional de EM (ECTRIMS/ACTRIMS: Comité Europeu e Americano para o Tratamento e Investigação da Esclerose Múltipla) em outubro de 2023 em Milão, Itália, provou que os DMT podem melhorar a função cognitiva na EM [168]. Este facto foi demonstrado através da comparação entre doentes tratados e não tratados. Este estudo foi efectuado em mais de 11 000 doentes, recrutados em 10 centros de três países. Este estudo incluiu todos os tratamentos conhecidos atualmente, quer se trate de terapias de plataforma ou de tratamentos altamente eficazes. Os efeitos foram comparáveis nos dois grupos. No entanto, um outro estudo, realizado na Suécia, analisou a NTZ e comparou a sua eficácia com a de outros tratamentos. com outros DMT [169]. Os dados foram recolhidos do rico registo sueco de doentes com EM durante um período de 2007 a 2020. Um aumento de
A pontuação SDMT de mais de 10%, em comparação com o valor de base, foi definida como uma melhoria cognitiva. Esta probabilidade de melhoria foi comparada entre as pessoas tratadas com NTZ e as tratadas com outros DMT. Foram incluídos 2100 doentes tratados com NTZ e 2622 com outros DMT. Aos seis meses de seguimento, 45% dos doentes referiram melhorias, com melhores resultados no grupo da NTZ. As hipóteses de melhoria aumentaram em 7% por mês de tratamento com NTZ, em comparação com 4% para os outros grupos. anticorpos monoclonais; e não foi significativo para as terapias de plataforma. Este estudo salienta, portanto, o facto de o tratamento com NTZ ou outros anticorpos monoclonais estar associado a uma probabilidade significativamente mais rápida de melhoria cognitiva do que as terapias de plataforma.

2 - Tratamento sintomático :

A importância destes tratamentos foi frequentemente sublinhada em estudos, mas infelizmente os resultados foram negativos ou inconsistentes em termos de TC.
Atuar sobre a fadiga com medicamentos como a amantadina, o modafinil, etc., a depressão e a ansiedade com psicoestimulantes e antidepressivos e tratamentos específicos para a doença de Alzheimer são ainda opções terapêuticas promissoras, mas ainda insuficientes [170].

3 - Remediação cognitiva (RC):

Trata-se de uma abordagem não farmacológica, cujo objetivo é manter uma boa função cognitiva, melhorando-a através de treinos, exercícios, métodos de compensação e de adaptação destinados a otimizar, na medida do possível, a função cognitiva residual. Estas técnicas de remediação cognitiva têm dois objectivos principais: um efeito sobre a ativação cerebral, comprovado pela imagiologia funcional [171], e um efeito clínico sobre a memória [172].
O objetivo desta gestão é reduzir o impacto do défice cognitivo na O objetivo é ajudar o doente a recuperar a sua autonomia funcional, com vista a melhorar a sua qualidade de vida. Estes métodos de reabilitação implicam vários ateliers de grupo, em que uma função é trabalhada em cada encontro. Os resultados são muito positivos. resultados encorajadores [173]. Por outras palavras, a RC pode ser conceptualizada como um processo através do qual as pessoas com lesões cerebrais trabalham com profissionais de saúde para remediar ou aliviar os défices cognitivos resultantes de danos neurológicos [174]. Engloba um vasto leque de intervenções terapêuticas comportamentais baseadas na neuropsicologia clínica e na análise comportamental, no retreinamento cognitivo, na psicoterapia individual e de grupo e nos conceitos de neuroplasticidade e reserva cognitiva [175].
Na prática clínica, esta RC baseia-se na pessoa, cujo objetivo é essencialmente melhorar a qualidade de vida. O objetivo destas intervenções pode ser compensatório, ou seja, ajudar os doentes a adaptarem-se aos seus problemas cognitivos, ou restaurador, ou seja, reforçar ou melhorar as áreas cognitivas deficientes que estão a causar uma deficiência com repercussões na vida, ou uma combinação dos dois [176]. Presume-se que todas estas formas de reabilitação cognitiva funcionam a nível neurobiológico através da neuroplasticidade (ativação cerebral e aumento da conetividade funcional). A gestão concomitante de outras comorbilidades (depressão, fadiga, ansiedade) é

essencial para otimizar a terapia de RC. A etapa 1e envolve a identificação e a definição da natureza do domínio cognitivo afetado e a realização de uma psicoeducação inicial. A etapa 2nde consiste em escolher entre as opções de intervenção de reabilitação cognitiva mais eficazes e adaptá-las a cada doente. Estes medicamentos ditos "compensatórios" parecem ser eficazes em pessoas com dificuldades de atenção e de memória ligeiras a moderadas [177]. Uma meta-análise recente [178] analisou todos os ensaios controlados aleatórios cegos em adultos com EM publicados entre 2013 e 2021. Foi selecionada uma lista final de 26 estudos. Destacam-se três categorias principais de atitudes: reabilitação individual específica, reabilitação em grupo e formação baseada em computador. Entre os estudos individualizados, cinco foram dedicados à memória, enquanto os outros abrangeram vários domínios cognitivos. Os resultados globais de todos estes estudos apoiam a eficácia da RC, avaliada pela melhoria objetiva dos testes neuropsicológicos. Os algoritmos de inteligência artificial permitem atualmente obter um perfil cognitivo cada vez mais detalhado do doente com EM [179]. As técnicas de reabilitação cognitiva à distância permitem melhorar a personalização das várias intervenções de RC. Além disso, um número crescente de estudos salienta a noção de seleção ou mesmo de triagem dos doentes que podem beneficiar mais da RC [180, 181]. O estudo CRAMMS (Cognitive Rehabilitation for Attention and Memory in MS) demonstrou a eficácia da RC na melhoria da função cognitiva, mas nalguns doentes mais do que noutros. Os resultados extraídos deste estudo sugerem que os participantes mais jovens, com um nível de escolaridade médio a elevado, diagnosticados com EM recorrente-remitente e EM primária-progressiva, sem recaídas recentes e com dificuldades cognitivas ligeiras a moderadas, são os mais susceptíveis de beneficiar da RC. Estas previsões evolutivas permitem, por conseguinte, otimizar os recursos que podem ser limitados, a fim de proporcionar uma RC óptima aos indivíduos mais sensíveis.

CONCLUSÃO

Os TC relacionados com a EM parecem estar a tornar-se muito frequentes, de início precoce e incapacitantes. Devem ser avaliadas o mais cedo possível. Cada vez mais se registam diferentes perfis cognitivos. A sua caraterização permitiria uma gestão e recuperação optimizadas. A gestão medicamentosa está a tornar-se cada vez mais clara e parece ser positiva com os anticorpos monoclonais, em comparação com as terapias de plataforma, que, no entanto, mantêm um benefício parcial. Os workshops de RC parecem ser uma boa alternativa não medicamentosa, a adaptar ao perfil cognitivo identificado, tendo em conta os factores epidemiológicos favoráveis a uma melhor resposta terapêutica, factores esses que começam agora a ser bem compreendidos. individualizados.

REFERÊNCIAS

1. Amato MP, Portaccio E, Goretti B, Zipoli V, Hakiki B, Giannini M, Pastò L, Razzolini L. Cognitive impairment in early stages of multiple sclerosis. Neurol Sci. 2010 Nov;31(Suppl 2):S211-4. doi: 10.1007/s10072-010-0376-4.

2. Rao SM, Leo GJ, Bernardin L, Unverzagt F. Cognitive dysfunction in multiple sclerosis. I. Frequência, padrões e previsão. Neurology. 1991 May;41(5):685-91. doi: 10.1212/wnl.41.5.685.

3. Rao SM. Neuropsicologia da esclerose múltipla. Curr Opin Neurol. 1995 Jun;8(3):216-20. doi: 10.1097/00019052-199506000-00010.

4. Amato MP, Zipoli V, Portaccio E. Cognitive changes in multiple sclerosis. Expert Rev Neurother. 2008 Oct;8(10):1585-96. doi: 10.1586/14737175.8.10.1585.

5. Chiaravalloti ND, DeLuca J. Cognitive impairment in multiple sclerosis. Lancet Neurol. 2008 Dec;7(12):1139-51. doi: 10.1016/S1474-4422(08)70259-X.

6. Amato MP, Hakiki B, Goretti B, Rossi F, Stromillo ML, Giorgio A, Roscio M, Ghezzi A, Guidi L, Bartolozzi ML, Portaccio E, De Stefano N; Grupo de Estudo Italiano RIS/MS. Associação de métricas de RM e défice cognitivo em síndromes radiologicamente isoladas. Neurology. 2012 Jan 31;78(5):309-14. doi: 10.1212/WNL.0b013e31824528c9.

7. Zipoli V, Goretti B, Hakiki B, Siracusa G, Sorbi S, Portaccio E, Amato MP. O défice cognitivo prevê a conversão para esclerose múltipla em síndromes clinicamente isoladas. Mult Scler. 2010 Jan;16(1):62-7. doi: 10.1177/1352458509350311.

8. Benedict RHB, Amato MP, DeLuca J, Geurts JJG. Cognitive impairment in multiple sclerosis: clinical management, MRI, and therapeutic avenues. Lancet Neurol. 2020 Oct;19(10):860-871. doi: 10.1016/S1474-4422(20)30277-5.

9. Rao SM. Um manual para a bateria breve e repetível de testes neuropsicológicos na esclerose múltipla. Milwaukee Med Coll Wis 1990;1696.

10. Dujardin K, Sockeel P, Cabaret M, De Seze J, Vermersch P. [BCcogSEP: uma bateria de testes francesa que avalia as funções cognitivas na esclerose múltipla]. Rev Neurol (Paris) 2004; 160:51-62.

11. Goverover Y, Genova H, Hillary F, DeLuca J. The relationship between

neuropsychological measures and the Timed Instrumental Activities of Daily Living task in multiple sclerosis. Mult Scler 2007 ;13:636-44. http://dx.doi.org/ 10.1177/1352458506072984

12. Mitchell AJ, Benito-Leon J, Gonzalez J-MM, Rivera-Navarro J. Quality of life and its assessment in multiple sclerosis: integrating physical and psychological components of wellbeing (Qualidade de vida e sua avaliação na esclerose múltipla: integração das componentes físicas e psicológicas do bem-estar). Lancet Neurol 2005; 4:556-66

13. Weld-Blundell IV, Grech L, Learmonth YC, Marck CH. Estilo de vida e terapias complementares nas diretrizes de esclerose múltipla: revisão sistemática. Ata Neurol Scand 2022;145:379-92. http://dx.doi.org/10.1111/ane.13574

14. Brissart H, Omorou AY, Forthoffer N, Berger E, Moreau T, De Seze J, et al. Melhoria da memória na esclerose múltipla após um extenso programa de reabilitação cognitiva em grupos com um ensaio multicêntrico duplo-cego randomizado. Clin Rehabil 2020;34:754-63. http://dx.doi.org/10.1177/ 0269215520920333.

15. Zipoli V, Goretti B, Hakiki B, Siracusa G, Sorbi S, Portaccio E, et al. O défice cognitivo prevê a conversão para esclerose múltipla em síndromes clinicamente isoladas. Mult Scler 2009;16:62-7. http://dx.doi.org/10.1177/1352458509350311

16. Cheng EM, Crandall CJ, Bever CT, Giesser B, Haselkorn JK, Hays RD, et al. Indicadores de qualidade para a esclerose múltipla. Mult Scler 2010;16:970-80. http://dx.doi.org/10.1177/ 1352458510372394.

17. Olek, M.J. Multiple Sclerosis (Esclerose Múltipla). Ann. Intern. Med. 2021, 174, ITC81-ITC96

18. Frith, C.D. Social Cognition. Philos. Trans. R. Soc. B Biol. Sci. 2008, 363, 2033-2039.

19. McIntosh-Michaelis SA, Roberts MH, WilkinsonSM, Diamond ID, McLellan DL, Martin JP, et al. A prevalência de deficiência cognitiva num inquérito comunitário sobre esclerose múltipla. Br J Clin Psychol 1991; 30 : 333-48

20. Deloire MS, Bonnet MC, Salort E, Arimone Y, Boudineau M, Petry KG, Brochet B. Como detetar a disfunção cognitiva nas fases iniciais da esclerose múltipla? Mult Scler. 2006 Aug;12(4):445-52. doi: 10.1191/1352458506ms1289oa.

21. Kediha Mi, Boulekouiret S, Hecham N, Nouioua S, Ali Pacha L. Deficiência cognitiva em síndromes clinicamente isoladas: Um estudo de caso-controlo. Journal de la faculté de médecine d'Oran. 2020 Jun 21;4(1):547-52.

22. Pitteri M, Romualdi C, Magliozzi Ret al. O comprometimento cognitivo prevê a progressão da incapacidade e o afinamento cortical na EM: um estudo de 8 anos. Mult Scler 2017; 23 (6): 848-854. doi: 10.1177 / 1352458516665496

23. Van Schependom J, D'hooghe MB, Cleynhens K, D'hooge M, Haelewyck MC, De Keyser J, Nagels G. O Teste das Modalidades de Dígitos Simbólicos como teste-sentinela para o défice cognitivo na esclerose múltipla. Eur J Neurol. 2014 Sep;21(9):1219-25, e71-2. doi: 10.1111/ene.12463.

24. Zakzanis KK. Distinct neurocognitive profiles in multiple sclerosis subtypes. Arch Clin Neuropsychol. 2000 Feb;15(2):115-36.

25. Achiron A, Chapman J, Magalashvili D, Dolev M, Lavie M, Bercovich E, Polliack M, Doniger GM, Stern Y, Khilkevich O, Menascu S, Hararai G, Gurevich M, Barak Y. Modelação do défice cognitivo pela duração da doença na esclerose múltipla: um estudo transversal. PLoS One. 2013 Aug 1;8(8):e71058. doi: 10.1371/journal.pone.0071058.

26. Moccia M, Lanzillo R, Palladino R, Chang KC, Costabile T, Russo C, De Rosa A, Carotenuto A, Saccà F, Maniscalco GT, Brescia Morra V. O défice cognitivo no momento do diagnóstico prediz a progressão da esclerose múltipla em 10 anos. Mult Scler. 2016 Apr;22(5):659-67. doi: 10.1177/1352458515599075.

27. Dorstyn DS, Roberts RM, Murphy G, Haub R. Employment and multiple sclerosis: A meta-analytic review of psychological correlates. J Health Psychol. 2019 Jan;24(1):38-51. doi: 10.1177/1359105317691587.

28. Strober LB, Callanan RM. Desemprego na esclerose múltipla ao longo das idades: Como os factores de desemprego diferem entre as décadas de vida. J Health Psychol. 2021 Ago;26(9):1353-1363. doi: 10.1177/1359105319876340.

29. Migliore S, Ghazaryan A, Simonelli I, Pasqualetti P, Squitieri F, Curcio G, Landi D, Palmieri MG, Moffa F, Filippi MM, Vernieri F. Cognitive Impairment in Relapsing-Remitting Multiple Sclerosis Patients with Very Mild Clinical Disability. Behav Neurol. 2017;2017:7404289. doi: 10.1155/2017/7404289.

30. McNicholas N, O'Connell K, Yap SM, Killeen RP, Hutchinson M, McGuigan C. Cognitive dysfunction in early multiple sclerosis: a review. QJM.

2018 Jun 1;111(6):359-364. doi: 10.1093/qjmed/hcx070.

31. Langdon D: Cognitive impairment in multiple sclerosisrecent advances and future prospects. Eur Neurol Rev 2010; 5: 69±72. doi: http : //dx.doi.org/ 10.17925/enr.2010.05.01.69

32. Strober L, Englert J, Munschauer F, Weinstock-Guttman B, Rao S, Benedict RH. Sensibilidade dos testes de memória convencionais na esclerose múltipla: comparação entre a Bateria Neuropsicológica Repetitiva Breve de Rao e a Avaliação Mínima da Função Cognitiva na EM. Mult Scler. 2009;15(9):1077-1084. doi:10.1177/1352458509106615

33. Kalmar JH, Gaudino EA, Moore NB, Halper J, Deluca J. A relação entre os défices cognitivos e as actividades funcionais diárias na esclerose múltipla. Neuropsychology 2008; 22:442-449. doi:10.1037/0894-4105.22.4.442

34. Sumowski, J.F.; Benedict, R.; Enzinger, C.; Filippi, M.; Geurts, J.J.; Hamalainen, P.; Hulst, H.; Inglese, M.; Leavitt, V.M.; Rocca, M.A.; et al. Cognição na esclerose múltipla, estado do campo e prioridades para o futuro. Neurologia 2018, 90, 278-288.

35. Raggi, A.; Covelli, V.; Schiavolin, S.; Scaratti, C.; Leonardi, M.; Willems, M. Problemas relacionados com o trabalho na esclerose múltipla: Uma revisão da literatura sobre os seus associados e determinantes. Disabil. Rehabil. 2016, 38,
936-944.

36. Schiavolin, S.; Leonardi, M.; Giovannetti, A.M.; Antozzi, C.; Brambilla, L.; Confalonieri, P.;Mantegazza, R.; Raggi, A. Factores relacionados com dificuldades de emprego em doentes com esclerose múltipla: Uma revisão da literatura de 2002-2011. Int. J. Rehabil. Res. 2013, 36, 105-111.

37. Mickens, M.N.; Perrin, P.B.; Aguayo, A.; Rabago, B.; Macias-Islas, M.; Arango-Lasprilla, J.

Modelo de mediação das deficiências da esclerose múltipla, necessidades da família e saúde mental do prestador de cuidados em Guadalajara, México. Behav. Neurol. 2018

38. Eijlers AJC, van Geest Q, Dekker I, Steenwijk MD, Meijer KA, Hulst HE, Barkhof F, Uitdehaag BMJ, Schoonheim MM, Geurts JJG. Previsão do declínio cognitivo na esclerose múltipla: um estudo de acompanhamento de 5 anos. Brain. 2018 Sep 1;141(9):2605-2618. doi: 10.1093/brain/awy202. PMID: 30169585.

39. Gaetani L, Salvadori N, Chipi E, Gentili L, Borrelli A, Parnetti L, Di Filippo M. Comprometimento cognitivo na esclerose múltipla: lições de biomarcadores do líquido cefalorraquidiano. Neural Regen Res. 2021 Jan;16(1):36-42. doi: 10.4103/1673-5374.286949.

40. Preziosa P, Pagani E, Meani A, Storelli L, Margoni M, Yudin Y, Tedone N, Biondi D, Rubin M, Rocca MA, Filippi M. Chronic Active Lesions and Larger Choroid Plexus Explain Cognition and Fatigue in Multiple Sclerosis. Neurol Neuroimmunol Neuroinflamm. 2024 Mar;11(2):e200205. doi: 10.1212/NXI.0000000000200205.

41. Rocca MA, Amato MP, De Stefano N, et al. Avaliação clínica e imagiológica da disfunção cognitiva na esclerose múltipla. Lancet Neurol. 2015;14(3):302-317. doi: 10.1016/S1474-4422(14)70250-9

42. Marchesi O, Vizzino C, Filippi M, Rocca MA. Perspectivas actuais sobre o diagnóstico e a gestão da fadiga na esclerose múltipla. Expert Rev Neurother. 2022;22(8): 681-693. doi:10.1080/14737175.2022.2106854

43. Mesaros S, Rocca MA, Kacar K, et al. Traçado de ressonância magnética de tensor de difusão e défice cognitivo na esclerose múltipla. Neurology. 2012;78(13):969-975. doi:10.1212/ WNL.0b013e31824d5859

44. Preziosa P, Pagani E, Meani A, et al. NODDI, anomalias microestruturais do tensor de difusão e atrofia da substância branca e cinzenta do cérebro contribuem para o défice cognitivo na esclerose múltipla. J Neurol. 2023;270(2):810-823. doi:10.1007/ s00415-022-11415-1

45. Dal-Bianco A, Grabner G, Kronnerwetter C, et al. Evolução a longo prazo das lesões de ferro da esclerose múltipla na RMN de 7 T. Brain. 2021;144(3):833-847. doi:10.1093/ brain/awaa436

46. Ghersi-Egea JF, Strazielle N, Catala M, Silva-Vargas V, Doetsch F, Engelhardt B. Molecular anatomy and functions of the choroidal blood-cerebrospinal fluid barrier in health and disease. Ata Neuropathol. 2018;135(3):337-361. doi:10.1007/s00401- 018-1807-1

47. Bergsland N, Dwyer MG, Jakimovski D, et al. Associação da inflamação do plexo coroide na RMN com a progressão da incapacidade clínica ao longo de 5 anos em doentes com esclerose múltipla. Neurology. 2023;100(9):e911-e920. doi:10.1212/WNL.0000000000201608

48. Mahad DH, Trapp BD, Lassmann H. Pathological mechanisms in

progressive multiple sclerosis (Mecanismos patológicos na esclerose múltipla progressiva). Lancet Neurol. 2015;14(2):183-193. doi:10.1016/S1474-4422(14) 70256-X

49. Marcille M, Hurtado Rua S, Tyshkov C, et al. Correlatos de doença de lesões de rebordo em

mapeamento de suscetibilidade na esclerose múltipla. Sci Rep. 2022;12(1):4411. doi:10.1038/s41598-022-08477- 6

50. Absinta M, Sati P, Masuzzo F, et al. Association of chronic active multiple sclerosis lesions with disability in vivo. JAMA Neurol. 2019;76(12):1474-1483. doi:10.1001/ jamaneurol.2019.2399

51. V.A.G. Ricigliano, B. Stankoff, Implication physiopathologique des plexus choroïdes dans la sclérose en plaques,Pratique Neurologique - FMC, Volume 15, Issue 1, 2024, Pages 67-70, ISSN 1878-7762, https://doi.org/10.1016/j.praneu.2024.01.001.

52. Bergsland N, Dwyer MG, Jakimovski D, et al.Associação da inflamação do plexo coroide na ressonância magnética com progressão da incapacidade clínica ao longo de 5 anos em pacientes com esclerose múltipla. Neurology.2023;100(9):e911-e920.doi:10.1212/WNL.0000000000201608

53. Wang X, Zhu Q, Yan Z, et al. Plexo coroide alargado relacionado com lesões de bordo de ferro e atrofia profunda da substância cinzenta na esclerose múltipla recorrente-remitente.Mult Scler Relat Disord.2023;75:104740.doi:10.1016/j.msard.2023.104740

54. Rodriguez-Lorenzo S, Konings J, van der Pol S, et al. Inflamação do plexo coroide na esclerose múltipla progressiva: acumulação de granulócitos e células T. Ata Neuropathol Commun. 2020;8(1):9. doi:10.1186/s40478-020-0885-1

55. Ruano L, Portaccio E, Goretti B, et al. A idade e a incapacidade conduzem ao défice cognitivo na esclerose múltipla em todos os subtipos de doença. Mult Scler 2017; 23: 1258-67

56. Gentile A, Mori F, Bernardini S, Centonze D. Papel dos níveis de amiloide-β no LCR no défice cognitivo da EM. Clin Chim Ata. 2015 Sep 20; 449: 23-30. doi: 10.1016 / j.cca.2015.01.035.

57. Di Filippo M, Portaccio E, Mancini A, Calabresi P. Multiple sclerosis and cognition: synaptic failure and network dysfunction. Nat Rev Neurosci. 2018 Oct;19(10):599-609. doi: 10.1038/s41583-018-0053- 9.

58. Gaetani L, Blennow K, Calabresi P, Di Filippo M, Parnetti L, Zetterberg H. Neurofilament light chain as a biomarker in neurological disorders. J Neurol Neurosurg Psychiatry. 2019 Ago; 90 (8): 870-881. doi: 10.1136 / jnnp-2018-320106.

59. Gaetani L, Salvadori N, Lisetti V, Eusebi P, Mancini A, Gentili L, Borrelli A, Portaccio E, Sarchielli P, Blennow K, Zetterberg H, Parnetti L, Calabresi P, Di Filippo M. Cerebrospinal fluid neurofilament light chain tracks cognitive impairment in multiple sclerosis. J Neurol. 2019 Sep;266(9):2157-2163. doi: 10.1007/s00415-019-09398-7.

60. Jellinger KA. Aspectos neuropatológicos da doença de Alzheimer, da doença de Parkinson e da demência frontotemporal. Neurodegener Dis. 2008;5(3-4):118-21. doi: 10.1159/000113679.

61. Parnetti L, Farotti L, Eusebi P, Chiasserini D, De Carlo C, Giannandrea D, Salvadori N, Lisetti V,

Tambasco N, Rossi A, Majbour NK, El-Agnaf O, Calabresi P. Papel diferencial das espécies de alfa-sinucleína do LCR, tau e Aβ42 na doença de Parkinson. Front Aging Neurosci. 2014 Mar 31; 6: 53. doi: 10.3389 / fnagi.2014.00053.

62. Petzold A. Síntese de IgG oligoclonal intratecal na esclerose múltipla. J Neuroimmunol. 2013 Sep 15;262(1-2):1-10. doi: 10.1016/j.jneuroim.2013.06.014.

63. G.Defer, F.Daniel, capítulo 14 (demência). Livro: esclerose múltipla: clínica e terapêutica. 2017.Elsevier Masson. B Brochet

64. Farina G, Magliozzi R, Pitteri M, Reynolds R, Rossi S, Gajofatto A, Benedetti MD, Facchiano F,

Monaco S, Calabrese M. O aumento da carga de lesões corticais e a inflamação intratecal estão associados a bandas oligoclonais em doentes com esclerose múltipla: um estudo combinado de CSF e MRI. J Neuroinflammation. 2017 Feb 21;14(1):40. doi: 10.1186/s12974-017-0812-y.

65. Bergendal G, Fredrikson S, Almkvist O. Selective decline in information processing in subgroups of multiple sclerosis: an 8-year longitudinal study. Eur Neurol. 2007;57(4):193-202. doi: 10.1159/000099158.

66. Genova HM, DeLuca J, Chiaravalloti N, Wylie G. The relationship between executive functioning, processing speed, and white matter integrity in multiple sclerosis. J Clin Exp Neuropsychol. 2013;35(6):631-41. doi:

10.1080/13803395.2013.806649. Epub 2013 Jun 18.

67. Sullivan, M. J., Edgley, K., & Dehoux, E. (1990). A survey of multiple sclerosis: I. Perceived cognitive problems and compensatory strategy use. Canadian Journal of Rehabilitation, 4(2), 99-105.

68. Callanan MM, Logsdail SJ, Ron MA, Warrington EK. Comprometimento cognitivo em pacientes com lesões clinicamente isoladas do tipo observado na esclerose múltipla. Um estudo psicométrico e de ressonância magnética. Brain. 1989 Apr;112 (Pt 2):361-74. doi: 10.1093/brain/112.2.361.

69. Grafman J, Rao S, Bernardin L, Leo GJ. Processos automáticos de memória em pacientes com esclerose múltipla. Arch Neurol. 1991 Oct;48(10):1072-5. doi: 10.1001/archneur.1991.00530220094025.

70. Archibald CJ, Fisk JD. Information processing efficiency in patients with multiple sclerosis. J Clin Exp Neuropsychol. 2000 Oct;22(5):686-701. doi: 10.1076/1380-3395(200010)22:5;1-9;FT686.

71. Einarsson U, Gottberg K, von Koch L, Fredrikson S, Ytterberg C, Jin YP, Andersson M, Holmqvist LW. Cognitive and motor function in people with multiple sclerosis in Stockholm County (Função cognitiva e motora em pessoas com esclerose múltipla no Condado de Estocolmo). Mult Scler. 2006 Jun;12(3):340-53. doi: 10.1191/135248506ms1259oa.

72. Parmenter BA, Shucard JL, Shucard DW. Information processing deficits in multiple sclerosis: a matter of complexity (Défices de processamento de informação na esclerose múltipla: uma questão de complexidade). J Int Neuropsychol Soc. 2007 May;13(3):417-23. doi: 10.1017/S1355617707070580.

73. Benedict RH, Zivadinov R. Reliability and validity of neuropsychological screening and assessment strategies in MS (Fiabilidade e validade das estratégias de rastreio e avaliação neuropsicológica na EM). J Neurol. 2007 May;254 Suppl 2:II22-II25. doi: 10.1007/s00415-007-2007-4. Erratum in: J Neurol. 2008 Feb;255(2):309-10.

74. Barker-Collo SL. Qualidade de vida na esclerose múltipla: a velocidade de processamento de informação tem um efeito independente? Arch Clin Neuropsychol. 2006 Feb;21(2):167-74. doi: 10.1016/j.acn.2005.08.008.

75. Higginson CI, Arnett PA, Voss WD. The ecological validity of clinical tests of memory and attention in multiple sclerosis (A validade ecológica dos testes clínicos de memória e atenção na esclerose múltipla). Arch Clin Neuropsychol.

2000 Apr;15(3):185-204.

76. Benito-León J, Morales JM, Rivera-Navarro J, Mitchell A. Uma revisão sobre o impacto da esclerose múltipla na qualidade de vida relacionada com a saúde. Disabil Rehabil. 2003 Dec 2;25(23):1291-303. doi: 10.1080/09638280310001608591.

77. Zakzanis KK. Distinct neurocognitive profiles in multiple sclerosis subtypes. Arch Clin Neuropsychol. 2000 Feb;15(2):115-36.

78. Dujardin K, Sockeel P, Cabaret M, De Sèze J, Vermersch P. BCcogSEP: uma bateria de testes francesa que avalia as funções cognitivas na esclerose múltipla. Rev Neurol (Paris). 2004 Jan;160(1):51-62. Francês. doi: 10.1016/s0035-3787(04)70847-4.

79. Thornton AE, Raz N. Memory impairment in multiple sclerosis: a quantitative review. Neuropsychology. 1997 Jul;11(3):357-66. doi: 10.1037//0894-4105.11.3.357.

80. Achiron A, Barak Y. Cognitive impairment in probable multiple sclerosis. J Neurol Neurosurg Psychiatry 2003; 74 (4): 443-6.

81. Baddeley AD. Working Memory. Oxford University Press, Oxford, 1986.
82. Miller GA. The magical number seven, plus or minus two: some limits on our capacity for processing information. Psychol Rev 1956; 63: 81-97

83. Marié RM, Defer GL. Memória e funções executivas na esclerose múltipla. Proposta de uma bateria adaptada e resultados preliminares. Rev Neurol 2001; 157: 402-8.

84. Jennekens-Schinkel A, Van der Velde EA, SandersEA, Lanser JB. Memória e aprendizagem em doentes ambulatórios com esclerose múltipla quiescente. J Neurol Sci 1990; 95: 311-25.

85. Thornton AE, Raz N. Memory impairment in multiple sclerosis: a quantitative review. Neuropsicologia 1997; 11: 357-66.

86. Rectem D, Poitrenaud J, Coyette F, Kalafat M, Van der Linden M. Une épreuve de rappel libre à 15 items avec remémoration selective (RLS-15) In: Van der Linden M, e o GREMEM, eds. L'évaluation des troubles de la mémoire. Solal, Marselha, 2004.

87. Poitrenaud J, Deweer B, Kalafat M, Van der Linden M. Adaptation française du CVLT. Éditions ECPA, Paris, 2007.

88. Kenealy PM, Beaumont JG, Lintern TC, Murrell RC. Autobiographical memory in advanced multiple sclerosis: assessment of episodic and personal semantic memory across three time spans. J Int Neuropsychol Soc 2002; 8: 855-60.

89. Patti F, Amato MP, Tola M, Trojano M, Ferrazza P, Picconi O, et al para o Grupo de Estudo COGIMUS. Comprometimento cognitivo, funcionamento social e fadiga em doentes com esclerose múltipla recorrente-remitente: o estudo COGIMUS (COGnition Impairment in Multiple Sclerosis). Mult Scler 2008; 14 (Suppl. 1) : S265

90. Rao SM. White matter disease and dementia. Brain Cogn 1996; 31: 250-68.

91. Midgard R, Riise T, Nyland H. Impairment, disability and handicap in multiple sclerosis: across- sectional study in an incident cohort in More and Romsdal County, Norway. J Neurol 1996 ; 243 : 337- 44.

92. Strober L, Englert J, Munschauer F, Weinstock-Guttman B, Rao S, Benedict RH. Sensibilidade dos testes de memória convencionais na esclerose múltipla: comparação entre a Bateria Neuropsicológica Repetitiva Breve de Rao e a Avaliação Mínima da Função Cognitiva na EM. Mult Scler. 2009 Sep;15(9):1077-84. doi: 10.1177/1352458509106615.

93. Corfield F, Langdon D. A Systematic Review and Meta-Analysis of the Brief Cognitive Assessment for Multiple Sclerosis (BICAMS). Neurol Ther. 2018 Dec;7(2):287-306. doi: 10.1007/s40120-018-0102-3.

94. Korakas N, Tsolaki M. Cognitive Impairment in Multiple Sclerosis: Uma revisão das avaliações neuropsicológicas. Cogn Behav Neurol. 2016 Jun;29(2):55-67. doi: 10.1097/WNN.0000000000000097.

95. Meca-Lallana V e al. Comprometimento cognitivo na esclerose múltipla: diagnóstico e monitoramento. Neurol Sci. 2021 Dec;42(12):5183-5193. doi: 10.1007/s10072-021-05165-7.

96. Jougleux C, Joly H, Brissard H, Lenne B, François S, Hamelin F, Derache N, Morin J, Reuter F,

Colamarino R, Ruet A. French consensus procedure for neuropsychological assessment in multiple sclerosis (Procedimento de consenso francês para a avaliação neuropsicológica na esclerose múltipla). Rev Neurol (Paris). 2024 Jul 12:S0035-3787(24)00558-7. doi: 10.1016/j.neurol.2024.06.005.

97. Strober LB, Bruce JM, Arnett PA, Alschuler KN, DeLuca J, Chiaravalloti N,

et al. Uma métrica muito necessária: Definir uma alteração fiável e estatisticamente significativa da versão oral do Symbol Digit Modalities Test (SDMT). Mult Scler Relat Disord 2022;57:103405. http://dx.doi.org/10.1016/j.msard.2021.103405.
98. Weinstock Z, Morrow S, Conway D, Fuchs T, Wojcik C, Unverdi M, et al. Interpretar a mudança no Teste de Modalidades de Dígitos de Símbolos em pessoas com esclerose múltipla recorrente utilizando a metodologia de mudança fiável. Mult Scler 2022;28:1101-11. http://dx.doi.org/10.1177/ 13524585211049397

99. Ruet A, Deloire MS, Charre'-Morin J, Hamel D, Brochet B. Um novo teste cognitivo computorizado para a deteção de perturbações da velocidade de processamento da informação na esclerose múltipla. Mult Scler J 2013;19:1665-72. http://dx.doi.org/ 10.1177/1352458513480251
100. Benedict RH, Amato MP, Boringa J, Brochet B, Foley F, Fredrikson S, et al. Brief International Cognitive Assessment for MS (BICAMS): normas internacionais para validação. BMC Neurol 2012;12:55.

101. Maubeuge N, Deloire MSA, Brochet B, Ehrle'N, Charre'-Morin J, Saubusse A, et al. Validação francesa da Breve Avaliação Cognitiva Internacional para Esclerose Múltipla. Rev Neurol (Paris) 2021;177:73-9. http://dx.doi.org/10.1016/ j.neurol.2020.04.028.

102. Wechsler D. Wechsler Adult Intelligence Scale. 4ª Ed. WAIS-IV San Antonio: Pearson; 2008.
103. Departamento de Guerra, Gabinete do General Adjunto. Gabinete do General Adjunto. Army Individual Test Battery Manual of diretions and scoring (Bateria de testes individuais do exército). Washington, DC; 1944.

104. Godefredo O, GREFEX. Funções executivas e patologias neurológicas e psiquiátricas: avaliação na prática clínica. Solal: De Boeck; 2012

105. Naegele B, Mazza S. Le PASAT modifie': edition d'un test d'attention norme' chez l'adulte sain francophone. Solal; 2003.

106. Rousset J, Gatignol P. Inte're^t d'un nouvel e'talonnage de tests: re'flexion et mise en pratique autour de la batterie de de'nomination orale d'images DO80. Rev Neurol (Paris) 2014;170:A210. http://dx.doi.org/10.1016/ j.neurol.2014.01.586

107. Havez J, Hermant P. E 'talonnage de la BETL (batterie d'évaluation des troubles lexicaux). Universte de Lille, França : Mémoire d'orthophonie ; 2009.

108. Benedict RH, Fishman I, McClellan MM, Bakshi R, Weinstock-Guttman B. Validity of the Beck Depression Inventory-Fast Screen in multiple sclerosis. Mult Scler J 2003;9:393-6. http://dx.doi.org/10.1191/1352458503ms902oa.
109. Alsaleh M, Lebreuilly R. Validação da tradução franc¸aise de um breve questionário de pressão de Beck (BDI-FS-Fr). Ann Med Psychol Rev Psychiatr 2017;175:608 16. http://dx.doi.org/10.1016/j.amp.2016.06.015
110. Spitzer RL, Kroenke K, Williams JBW, Lo¨we B. Uma medida breve para avaliar a perturbação de ansiedade generalizada: o GAD-7. Arch Intern Med 2006;166:1092-7. http://dx.doi.org/ 10.1001/archinte.166.10.1092

111. Snaith RP, Zigmond AS. The Hospital Anxiety and Depression Scale Manual. Windsor: Nfer-Nelson; 1994.

112. Pardini M, Uccelli A, Grafman J, Yaldizli O ¨, Mancardi G, Roccatagliata L. Recaídas cognitivas isoladas na esclerose múltipla. J Neurol Neurosurg Psychiatry 2014;85:1035-7 [jnnp-2013]

113. Sumowski JF, Leavitt VM. Reserva cognitiva na esclerose múltipla. Mult Scler J 2013;19:1122-7. http://dx.doi.org/ 10.1177/1352458513498834.

114. Leavitt VM, Tosto G, Riley CS. Cognitive phenotypes in multiple sclerosis (Fenótipos cognitivos na esclerose múltipla). J Neurol. 2018 Mar;265(3):562-566. doi: 10.1007/s00415-018-8747-5.

115. De Meo E, Portaccio E, Giorgio A, Ruano L, Goretti B, Niccolai C, Patti F, Chisari CG, Gallo P, Grossi P, Ghezzi A, Roscio M, Mattioli F, Stampatori C, Simone M, Viterbo RG, Bonacchi R, Rocca MA, De Stefano N, Filippi M, Amato MP. Identifying the Distinct Cognitive Phenotypes in Multiple Sclerosis (Identificação de fenótipos cognitivos distintos na esclerose múltipla). JAMA Neurol. 2021 abril 1;78(4):414-425. doi: 10.1001/jamaneurol.2020.4920.

116. Sperling RA, Guttmann CR, Hohol MJ, et al. Carga lesional da ressonância magnética regional e função cognitiva na esclerose múltipla: um estudo longitudinal. Arch Neurol. 2001;58(1):115-121. doi:10.1001/archneur.58.1.11

117. Arnett PA, Higginson CI, Randolph JJ. Depressão na esclerose múltipla: relação com a capacidade de planeamento. J Int Neuropsychol Soc. 2001;7(6): 665-674.doi:10.1017/S1355617701766027

118. Patel VP,Feinstein A. Theelink between depression and performance on the Symbol Digit Modalities Test: mechanisms and clinical significance. Mult Scler. 2019;25(1):118-121. doi:10.1177/1352458518770086

119. Olek, M.J. Multiple Sclerosis (Esclerose Múltipla). Ann. Intern. Med. 2021, 174, ITC81-ITC96.
120. Adolphs, R. The Neurobiology of Social Cognition (A Neurobiologia da Cognição Social). Curr. Opin. Neurobiol. 2001, 11, 231-239
121. Henry, J.D.; von Hippel, W.; Molenberghs, P.; Lee, T.; Sachdev, P.S. Clinical Assessment of Social Cognitive Function in Neurological Disorders. Nat. Rev. Neurol. 2016, 12, 28-39.

122. Marafioti G, Cardile D, Culicetto L, Quartarone A, Lo Buono V. The Impact of Social Cognition Deficits on Quality of Life in Multiple Sclerosis: A Scoping Review. Brain Sci. 2024 Jul 11;14(7):691. doi: 10.3390/brainsci14070691. PMID: 39061431; PMCID: PMC11274955.

123. Riazi, A.; Thompson, A.J.; Hobart, J.C. Self-Efficacy Predicts Self-Reported Health Status in Multiple Sclerosis (Auto-eficácia prediz o estado de saúde auto-relatado na esclerose múltipla). Mult. Scler. J. 2004, 10, 61-66

124. Grothe, M.; Opolka, M.; Berneiser, J.; Dressel, A. Testing Social Cognition in Multiple Sclerosis: Difference between Emotion Recognition and Theory of Mind and Its Influence on Quality of Life. Brain Behav. 2021, 11, e01925.

125. Kever, A.; Buyukturkoglu, K.; Riley, C.S.; De Jager, P.L.; Leavitt, V.M. Social Support Is Linked to

Saúde Mental, Qualidade de Vida e Função Motora na Esclerose Múltipla. J. Neurol. 2021, 268, 1827- 1836.

126. Calabrese M, Poretto V, Favaretto A, Alessio S, Bernardi V, Romualdi C, Rinaldi F, Perini P, Gallo P. Cortical lesion load associates with progression of disability in multiple sclerosis. Brain. 2012 Oct;135(Pt 10):2952-61. doi: 10.1093/brain/aws246.

127. Roosendaal SD, Geurts JJ, Vrenken H, Hulst HE, Cover KS, Castelijns JA, Pouwels PJ, Barkhof F. Regional DTI differences in multiple sclerosis patients. Neuroimage. 2009 Feb 15;44(4):1397-403. doi: 10.1016/j.neuroimage.2008.10.026.

128. Dineen RA, Vilisaar J, Hlinka J, Bradshaw CM, Morgan PS, Constantinescu CS, Auer DP.Disconnection as a mechanism for cognitive dysfunction in multiple sclerosis. Brain. 2009 Jan;132(Pt 1):239-49. doi: 10.1093/brain/awn275.

129. Amato MP, Portaccio E, Goretti B, Zipoli V, Battaglini M, Bartolozzi ML, Stromillo ML, Guidi L,

Siracusa G, Sorbi S, Federico A, De Stefano N. Association of neocortical volume changes with cognitive deterioration in relapsing-remitting multiple sclerosis. Arch Neurol. 2007 Aug;64(8):1157-61. doi: 10.1001/archneur.64.8.1157.

130. Preziosa P, Rocca MA, Pagani E, Stromillo ML, Enzinger C, Gallo A, Hulst HE, Atzori M, Pareto D, Riccitelli GC, Copetti M, De Stefano N, Fazekas F, Bisecco A, Barkhof F, Yousry TA, Arévalo MJ, Filippi M; Grupo de Estudo MAGNIMS. Correlatos estruturais de RMN do défice cognitivo em doentes com esclerose múltipla: Um Estudo Multicêntrico. Hum Brain Mapp. 2016 Apr;37(4):1627-44. doi: 10.1002/hbm.23125.

131. Ruano L, Portaccio E, Goretti B, Niccolai C, Severo M, Patti F, Cilia S, Gallo P, Grossi P, Ghezzi A, Roscio M, Mattioli F, Stampatori C, Trojano M, Viterbo RG, Amato MP. A idade e a incapacidade determinam o défice cognitivo na esclerose múltipla em todos os subtipos de doença. Mult Scler. 2017 Ago;23(9):1258- 1267. doi: 10.1177/1352458516674367.

132. Johnen A, Landmeyer NC, Bürkner PC, Wiendl H, Meuth SG, Holling H. Distinct cognitive

deficiências em diferentes cursos de doença da esclerose múltipla - uma revisão sistemática e meta-análise. Neurosci Biobehav Rev. 2017 Dez; 83: 568-578. doi: 10.1016 / j.neubiorev.2017.09.005.

133. Brissart H, Morele E, Baumann C, Perf ML, Leininger M, Taillemite L, Dillier C, Pittion S, Spitz E, Debouverie M. Comprometimento cognitivo entre diferentes cursos clínicos de esclerose múltipla. Neurol Res. 2013 Oct;35(8):867-72. doi: 10.1179/1743132813Y.0000000232.

134. Oset M, Stasiolek M, Matysiak M. Disfunção cognitiva nos estágios iniciais da esclerose múltipla - quanto e quão importante? Curr Neurol Neurosci Rep. 2020 22 de maio; 20 (7): 22. doi: 10.1007 / s11910-020-01045-3.

135. Mückschel M, Beste C, Ziemssen T. Immunomodulatory treatments and cognition in MS (Tratamentos imunomoduladores e cognição na EM). Ata Neurol Scand. 2016 Sep;134 Suppl 200:55-9. doi: 10.1111/ane.12656.

136. Patti F, Morra VB, Amato MP, Trojano M, Bastianello S, Tola MR, Cottone S, Plant A, Picconi O; Grupo de Estudo COGIMUS. O interferão β-1a subcutâneo pode proteger contra o défice cognitivo em doentes com esclerose múltipla recorrente-remitente: seguimento de 5 anos do estudo COGIMUS. PLoS One. 2013 Aug 30;8(8):e74111. doi: 10.1371/journal.pone.0074111.

137. Mattioli F, Stampatori C, Bellomi F, Scarpazza C, Capra R. Natalizumab Significantly Improves Cognitive Impairment over Three Years in MS: Pattern of Disability Progression and Preliminary MRI Findings. PLoS One. 2015 Jul 6;10(7):e0131803. doi: 10.1371/journal.pone.0131803.

138. Miller E, Morel A, Redlicka J, Miller I, Saluk J. Pharmacological and Non-pharmacological Therapies of Cognitive Impairment in Multiple Sclerosis. Curr Neuropharmacol. 2018;16(4):475-483. doi: 10.2174/1570159X15666171109132650.

139. Boeschoten RE, Braamse AMJ, Beekman ATF, Cuijpers P, van Oppen P, Dekker J, Uitdehaag BMJ. Prevalência de depressão e ansiedade na Esclerose Múltipla: Uma revisão sistemática e meta-análise. J Neurol Sci. 2017 Jan 15;372:331-341. doi: 10.1016/j.jns.2016.11.067.

140. Golan D, Doniger GM, Wissemann K, Zarif M, Bumstead B, Buhse M, Fafard L, Lavi I, Wilken J, Gudesblatt M. The impact of subjective cognitive fatigue and depression on cognitive function in patients with multiple sclerosis. Mult Scler. 2018 Feb;24(2):196-204. doi: 10.1177/1352458517695470.

141. Morrow SA, Rosehart H, Pantazopoulos K. Anxiety and Depressive Symptoms Are Associated With Worse Performance on Objective Cognitive Tests in MS (Ansiedade e sintomas depressivos estão associados a um pior desempenho em testes cognitivos objectivos na EM). J Neuropsiquiatria Clin Neurosci. 2016 Spring;28(2):118-23. doi: 10.1176/appi.neuropsych.15070167.

142. Tur C. Fatigue Management in Multiple Sclerosis (Gestão da Fadiga na Esclerose Múltipla). Curr Treat Options Neurol. 2016 Jun;18(6):26. doi: 10.1007/s11940-016-0411-8.

143. Berard JA, Smith AM, Walker LAS. A Longitudinal Evaluation of Cognitive Fatigue on a Task of Sustained Attention in Early Relapsing-Remitting Multiple Sclerosis (Avaliação Longitudinal da Fadiga Cognitiva numa Tarefa de Atenção Sustentada na Esclerose Múltipla Recorrente-Remitente Precoce). Int J MS Care. 2018 Mar- Abr;20(2):55-61. doi: 10.7224/1537-2073.2016-106. PMID: 29670491; PMCID: PMC5898916.

144. Pettersen JA. Does high dose vitamin D supplementation enhance cognition: Um ensaio aleatório em adultos saudáveis. Exp Gerontol. 2017 Abr;90:90-97. doi: 10.1016/j.exger.2017.01.019.

145. Giovannoni G, Cook S, Rammohan K, Rieckmann P, S, Vermersch P, et al. Estado livre de doença sustentado em doentes com esclerose múltipla

recorrente-remitente tratados com comprimidos de cladribina no estudo CLARITY: uma análise post-hoc e de subgrupo. Lancet Neurol 2011; 10:329-37. doi:10.1016/S1474-4422(11)70023-0.

146. Rotstein DL Healy BC, Malik MT, Chitnis T, Weiner HL: Avaliação de nenhuma evidência de atividade da doença numa coorte de esclerose múltipla longitudinal de 7 anos. JAMA Neurology 2015; 72:152-158. doi:10.1001/jamaneurol.2014.3537

147. Vaneckova M, Seidl Z, Krasensky J, Havrdova E, Hora kova D, Dolezal O, et al: Estratificação de doentes e correlação de para-metros de ressonância magnética cerebral com a progressão da incapacidade na esclerose múltipla. Eur Neurol 2009; 61:278-84. doi:10.1159/000206852.

148. Benedict RH, Morrow S, Rodgers J, Hojnacki D, Bucello MA, Zivadinov R et al. Characterizing cognitive function during relapse in multiple sclerosis. Mult Scler. 2014; 20:1745-1752. doi:10.1177/1352458514533229

149. Morrow SA, Jurgensen S, Forrestal F, Munchauer FE, Benedict RH: Efeitos das recaídas agudas no estado neuropsicológico em doentes com esclerose múltipla. J Neurol 2011; 258:1603 1608. doi: 10.1007/s00415-011-5975-3

150. Bisecco A, Rocca MA, Pagani E, Mancini L, Enzinger C, Gallo A, et al. Parcelamento do tálamo baseado na conetividade na esclerose múltipla e suas implicações para o défice cognitivo: Um estudo multicêntrico. Hum Brain Mapp 2015; 36: 2809 2825

151. Amato MP, Portaccio E, Stromillo ML, Goretti B, Zipoli V, Siracusa G et al. Cognitive assessment and quantitative magnetic resonance metrics can help to identify benign multiple sclerosis. Neurology 2008; 71:632 638. doi: 10.1212/01.wnl.0000324621.58447.00

152. Filippi M, Rocca MA, Benedict RH, DeLUca J, Geurts JJG, Rombouts SARB et al. The contribution of MRI in assessing cognitive impairment in multiple sclerosis. Neurology 2010; 75: 2121 2128. doi:10.1212/WNL.0b013e318200d768

153. Houtchens MK, Benedict RH, Killiany R, Sharma J, Jaisani Z, Singh B et al. Thalamic atrophy and cognition in multiple sclerosis. Neurology 2007; 18:1213-1223. doi: 10.1212/01.wnl.0000276992.17011.b5

154. Mike A, Glanz BI, Hildenbrand P, Meier D, Bolden K, Liguori M et al:

Identificação e impacto clínico das lesões corticais da esclerose múltipla avaliadas por imagens de RM 3T de rotina. AJNR Am J Neuroradiol 2011; 32:515 521. doi: 10.3174/ajnr.A2340

155. Mitchell AJ, Benito-León J, González JM, Rivera-Navarro J. Quality of life and its assessment in multiple sclerosis: integrating physical and psychological components of wellbeing (Qualidade de vida e sua avaliação na esclerose múltipla: integração das componentes físicas e psicológicas do bem-estar). Lancet Neurol. 2005;4: 556-566.

156. Chiaravalloti N, DeLuca J. Cognitive impairment in multiple sclerosis. Lancet Neurol. 2008 ;7:1139- 1151

157. Turner A, Williams R, Bowen J, Kivlahan D, Haselkorn J. Suicidal ideation in multiple sclerosis (Ideação suicida na esclerose múltipla). Arch Phys Med Rehabil. 2006 ;87: 1073-1078.

158. Boland P, Levack WM, Hudson S, Bell EM. Enfrentar a esclerose múltipla como um casal: "Peaks and troughs"- uma exploração fenomenológica interpretativa. Disabil Rehabil. 2012 ;34:1367-1375

159. Bogosian A, Moss-Morris R, Yardley L, Dennison L. Experiências dos parceiros de pessoas nas fases iniciais da esclerose múltipla. Mult Scler. 2009 ;15:876-884.

160. Halstead EJ, Stanley J, Fiore D, Mueser KT. Impact of Cognitive Impairment on Adults with Multiple Sclerosis and Their Family Caregivers (Impacto da deficiência cognitiva nos adultos com esclerose múltipla e nos seus familiares prestadores de cuidados). Int J MS Care. 2021 maio-Jun;23(3):93-100. doi: 10.7224/1537- 2073.2019-091.

161. Amato MP, Krupp LB. Disease-modifying therapy aids cognition in multiple sclerosis. Nat Rev Neurol. 2020 Out; 16 (10): 525-526. doi: 10.1038 / s41582-020-0383-x.

162. Sotirchos, E. S. et al. Effect of disease-modifying therapies on subcortical gray matter atrophy in multiple sclerosis (Efeito das terapias modificadoras da doença na atrofia da matéria cinzenta subcortical na esclerose múltipla). Mult. Scler. 26, 312-321 (2020)

163. DeLuca J, Chiaravalloti ND, Sandroff BM. Treatment and management of cognitive dysfunction in patients with multiple sclerosis (Tratamento e gestão da disfunção cognitiva em doentes com esclerose múltipla). Nat Rev Neurol. 2020

Jun;16(6):319-332. doi: 10.1038/s41582-020- 0355-1.

164. Kalb R, Beier M, Benedict RH, Charvet L, Costello K, Feinstein A, Gingold J, Goverover Y, Halper J, Harris C, Kostich L, Krupp L, Lathi E, LaRocca N, Thrower B, DeLuca J. Recommendations for cognitive screening and management in multiple sclerosis care. Mult Scler. 2018 Nov;24(13):1665-1680. doi: 10.1177/1352458518803785.

165. Landmeyer, N. C. et al. Tratamentos modificadores da doença e cognição na esclerose múltipla recorrente-remitente: uma meta-análise. Neurologia 94, e2373-e2383 (2020).

166. Leavitt VM, Dworkin JD, Galioto R, Ratzan AS. Disparidades no tratamento com DMT: Demographic and neurocognitive differences between MS patients currently treated versus not treated with disease- modifying therapies. Mult Scler Relat Disord. 2024 maio;85:105508. doi: 10.1016/j.msard. 2024. 105508.

167. Manouchehrinia A, Larsson H, Karim ME, Lycke J, Olsson T, Kockum I. Eficácia comparativa do natalizumab na cognição na esclerose múltipla: Um estudo de coorte. Mult Scler. 2023 Abr;29(4-5):628-636. doi: 10.1177/13524585231153992.

168. Amato MP et al. Treatment of cognitive problems in multiple sclerosis (Tratamento de problemas cognitivos na esclerose múltipla). Funções cognitivas e esclerose múltipla. MS em Foco. 2013.

169. Sastre-Garriga J, Alonso J, Renom M, Arévalo MJ, González I, Galán I, Montalban X, Rovira A. A functional magnetic resonance proof of concept pilot trial of cognitive rehabilitation in multiple sclerosis. Mult Scler. 2011 Apr;17(4):457-67. doi: 10.1177/1352458510389219.

170. Chiaravalloti ND, Moore NB, Nikelshpur OM, DeLuca J. Um ensaio clínico randomizado para tratar a dificuldade de aprendizagem na esclerose múltipla: O ensaio MEMREHAB. Neurology. 2013 Dez 10; 81 (24): 2066-72. doi: 10.1212 / 01.wnl.0000437295.97946.a8.

171. ProCog-SEP: um programa de remediação cognitiva para pessoas com esclerose múltipla e redução do seu impacto na vida quotidiana (French Edition); Brochura - 13 de maio de 2020.

172. Sepulcre J, Vanotti S, Hernández R, Sandoval G, Cáceres F, Garcea O, Villoslada P. Comprometimento cognitivo em pacientes com esclerose múltipla

usando o teste Brief Repeatable Battery-Neuropsychology. Mult Scler. 2006 Apr;12(2):187-95. doi: 10.1191/1352458506ms1258oa.

173. Fisk JD, Ritvo PG, Ross L, Haase DA, Marrie TJ, Schlech WF. Medir o impacto funcional da fadiga: validação inicial da escala de impacto da fadiga. Clin Infect Dis. 1994 Jan;18 Suppl 1:S79-83. doi: 10.1093/clinids/18.supplement_1.s79.

174. Guelfi JD et al. Depressão e síndromes depressivas. Ardix Médico

175. Beck AT, Steer RA, Ball R, Ciervo CA, Kabat M. Utilização dos Inventários de Ansiedade e Depressão de Beck nos cuidados de saúde primários com pacientes externos. Assessment. 1997 Sep;4(3):211-9. doi: 10.1177/107319119700400301.

176. Wilson BA, Watson PC. A practical framework for understanding compensatory behaviour in people with organic memory impairment. Memory 1996;4(5):465-86. doi: 10.1080/741940776

177. Longley WA, Honan C. Cognitive impairment in multiple sclerosis: O papel do médico de clínica geral no rastreio cognitivo e na coordenação dos cuidados. Aust J Gen Pract 2022;51(4):225-31

178. Benedict RHB, Amato MP, DeLuca J, Geurts JJG. Comprometimento cognitivo na esclerose múltipla: Gerenciamento clínico, ressonância magnética e caminhos terapêuticos. Lancet Neurol 2020;19(10):860-71. doi: 10.1016/ S1474- 4422(20)30277-5.

179. Brochet B. Reabilitação Cognitiva na Esclerose Múltipla no Período de 2013 e 2021: Uma Revisão Narrativa. Brain Sci. 2021 Dez 30;12(1):55. doi: 10.3390/brainsci12010055.

180. Tacchino A, Podda J, Bergamaschi V, Pedullà L, Brichetto G. Cognitive rehabilitation in multiple sclerosis: Três ingredientes digitais para abordar as prioridades actuais e futuras. Front Hum Neurosci. 2023 Feb 23;17:1130231. doi: 10.3389/fnhum.2023.1130231.

181. Taylor LA, Mhizha-Murira JR, Law G, Evangelou N, das Nair R. Understanding who benefits most from cognitive rehabilitation for multiple sclerosis: Uma análise de dados secundários. Mult Scler. 2023 Out;29(11-12):1482-1492. doi: 10.1177/13524585231189470.

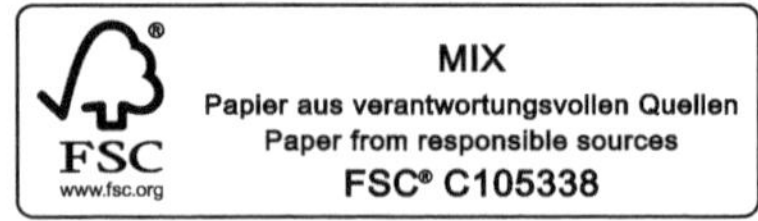

Printed by Books on Demand GmbH, Norderstedt / Germany